こどもホスピス

限りある小さな命が輝く場所

NPO 法人横浜こどもホスピスプロジェクト代表理事
田川尚登

新泉社

はじめに

「世界最小の赤ちゃん、すくすくと成長し、元気に退院へ」

２０１９年２月某日、こんな報道が日本をかけめぐりました。

妊娠24週で生まれた赤ちゃんの体重はわずか２６８グラム。３００グラムにも満たない小さな体で生まれた男の子は、医師や看護師をはじめとする医療チーム、そして家族のたゆまぬ努力と愛情に支えられ、無事に自宅へと帰ることができました。このニュースに多くの方が感動し、「こんなにも日本の医療は進んでいるのか」と驚かれたのではないでしょうか。

日本で、１歳までに亡くなる乳児の割合は０・１９％。

日本は世界で最も「赤ちゃんの命を救う国」になりました。

ただ、助けられる命が増える一方で、治療や医療的ケアを必要とする子どもたちが増えているという現実には、意外にも目を向けられていません。


難病や重い障がいを持つ子どもは、全国で約20万人。

なかでも生命が脅かされる病気や重度の障がいがある子どもは、約2万人。

人工呼吸器の装着など医療的ケアを必要とする子どもは、約1・8万人。

不安や苦しみ、葛藤を抱えながら暮らしている子どもや家族が、日本にはたくさんいるのです。


私の娘のはるかは、6歳という若さで、この世を去りました。

元気に幼稚園に通っていた普通の日常が、ある日を境に一変しました。

現代の医学では治療が困難な病を発症し、「余命半年」と告げられました。

その5カ月後、空へと旅立ってしまいました。


はるかの病と死をきっかけに私が知ったのは、医療現場はあくまで治療を目的とする場所であり、子どもの気持ちや立場に寄り添えているとは言いがたいということです。

そして命を脅かされる病を持つ子どもと家族への支援は乏しく、医療や介護・福祉サービスが十分に行き届いているように見える日本で、彼らだけがその狭間で取り残されている現実でした。

事実、日本の「〝成人〟緩和医療は最高水準にある」とされる一方で、子どもの限られた命を支える「〝小児〟緩和医療は世界から大きく遅れている」と言われています。


たとえ、治癒が困難な病に侵されたとしても、その瞬間に命が終わるわけではありません。限りある命の子にも生きる時間があり、希望があり、夢があり、成し遂げたいことがあります。「病気の子」ではなく、「その子らしく」生き、たくましく成長していくことができます。


「重い病気や障がいと闘う子どもとその家族を支えたい」と活動を始めたとき、イギリスをはじめ世界には、生命を脅かされた子どもと家族のための施設があることを知りました。

それが「こどもホスピス」です。「こどもホスピス」は決して命をあきらめる場所ではありません。病児の遊びや学び、発達を支援する専門施設です。あたたかい家庭的な雰囲気のなかで両親に休息やつながりを与え、豊かで楽しい時間をつくるお手伝いをする、家族の新しい居場所です。私は、ここ横浜に「こどもホスピス」をつくるべくＮＰＯ法人を立ち上げ、現在、設立に向けた活動をしています。

病気や障がいと闘う子どもと家族を社会全体で支えていきたい。

医療や介護、福祉、教育制度のいずれにも含まれずに、適切な支援を受けられないでいる子どもたちのことを知ってほしい。そんな想いで本書の出版に至りました。

この本を通じて、一人でも多くの方が、病気や障がいと闘う子どもと家族にあたたかい関心を寄せていただけたなら、こんなに嬉しいことはありません。

限りある子どもの命と向き合うとは一体どういうことなのか、一緒に考えてみませんか。

横浜から日本全国へ、子どもや家族の気持ちに寄り添う小児緩和ケアが広まっていくことを心から願っています。

ＮＰＯ法人横浜こどもホスピスプロジェクト代表理事　田川尚登

こどもホスピス　限りある小さな命が輝く場所　目次

第二章 子どもが生まれてきた意味

第三章 限りある子どもの命と精一杯向き合った家族たち

編集協力 猪俣奈央子
装幀 松田行正＋倉橋弘

第一章

6歳の娘に先立たれて

病気の予兆――二人の医師の診断は風邪

1991年6月7日。長女誕生から3年後の初夏、我が家に次女が生まれました。名前は、はるか。私が学生時代に訪れたスペイン、〝はるかなるマドリード〟の雄大な景色のイメージから着想を得て、のびのびと育ってほしいという願いをこめ、名付けました。

元気にすくすくと育ち、ハッキリものを言う、活発な女の子に育った、はるか。外で遊ぶことが好きで、将来は当時流行っていたアニメの「忍たま乱太郎」に登場する女忍者・トモミちゃんになりたいと夢見ていました。どこにでもいる普通の女の子。そして家族にとってかけがえのない大切な存在として愛されて育った次女。そんな娘が脳腫瘍に侵されるなんて、誰が想像できたでしょうか。

病気の予兆があったのは、はるかが6歳の誕生日を迎えようとする頃。幼稚園の先生から「はるかちゃん、最近よく転ぶんですよね」と声をかけられたのです。何もないところで、頻繁につまずいていると。ただ、活発な娘のこと。「よくあることだろう」と深く気に留めずにいました。

そうしているうちに、今度は娘自身が、異変を訴えてくるようになります。

朝、目が覚めると決まって、「頭が痛い」と言うようになったのです。

念のために近くの小児科に連れて行くと「風邪でしょう」という診断でした。処方された薬を飲みましたが、症状は一向によくなりません。朝、目が覚めると、頭痛や吐き気をもよおす。昼になると、症状が消える。この繰り返しでした。

今思えば、寝ている間に脳圧があがり、頭痛を起こしていたのかもしれません。しかし当時は「朝にだけ起こる頭痛」をいぶかしがるだけでした。

朝の頭痛が消えないことが気になった妻は、最初に訪れた病院とは別の小児科に連れて行きます。ただ、2軒目で下った診断も「ただの風邪」。それどころか、医師に「お母さん、娘さんは絶対に悪い病気なんかじゃありませんよ」とまで言われたのです。

実際には、この時点で娘は脳腫瘍に侵されていました。私と妻は、今でも、この医師の言葉を忘れることができません。

時は過ぎ、公園で一緒に遊んだり、プールに行ったり、いつも通りの夏が終わろうとしていたある日、私は、強烈な違和感に襲われます。

はるかが右足を引きずって歩いていることに気づいたのです。

「これは、おかしい！」

翌日、妻がはるかを総合病院に連れて行きました。医師は娘を見た瞬間、目や手の動きから、ある病気の可能性に思い至ったようだったといいます。すぐさま画像診断の指示。

「娘さんの脳幹に腫瘍があります」

総合病院に行った当日、医師はＭＲＩに映った画像を見ながら、そう告げたのです。

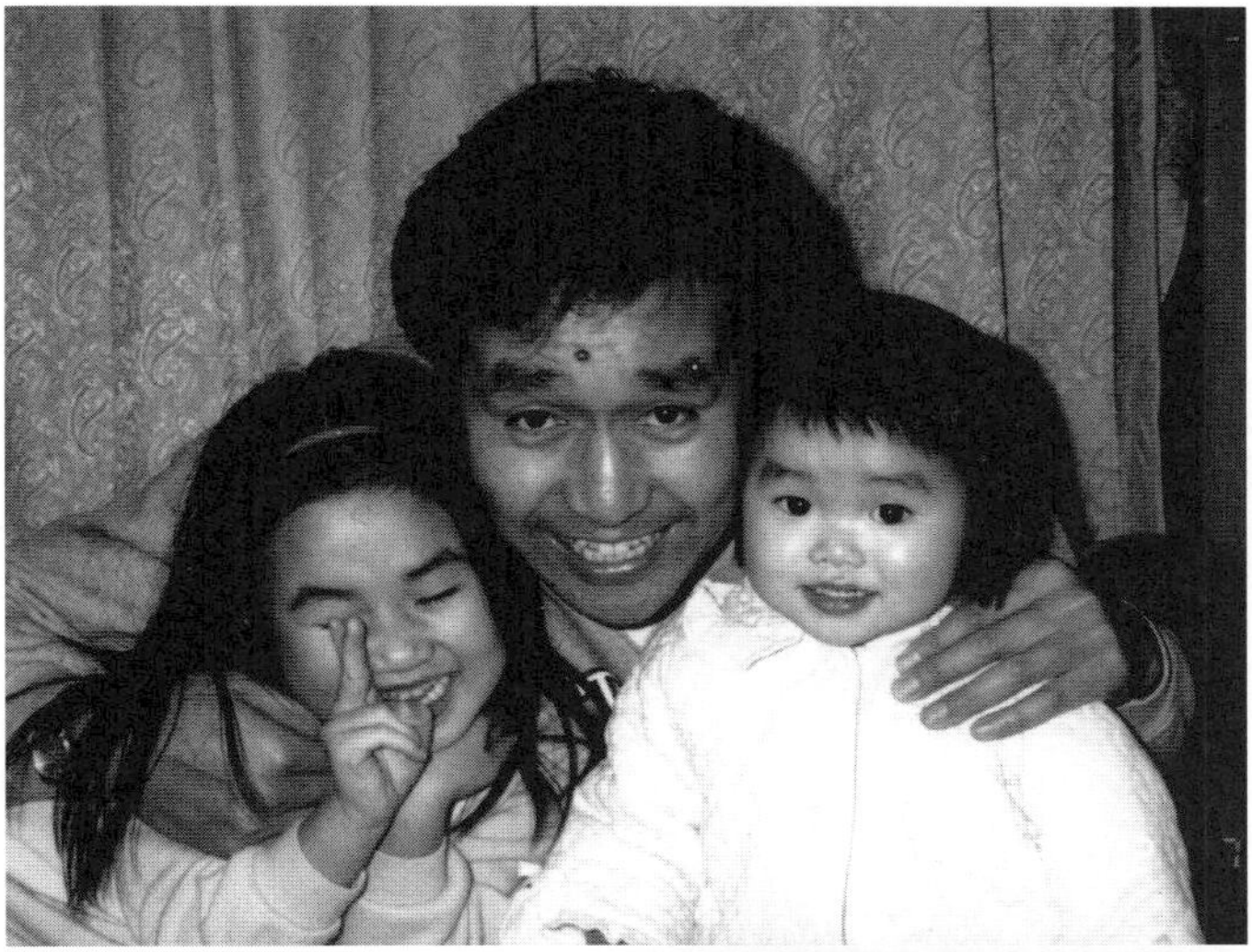

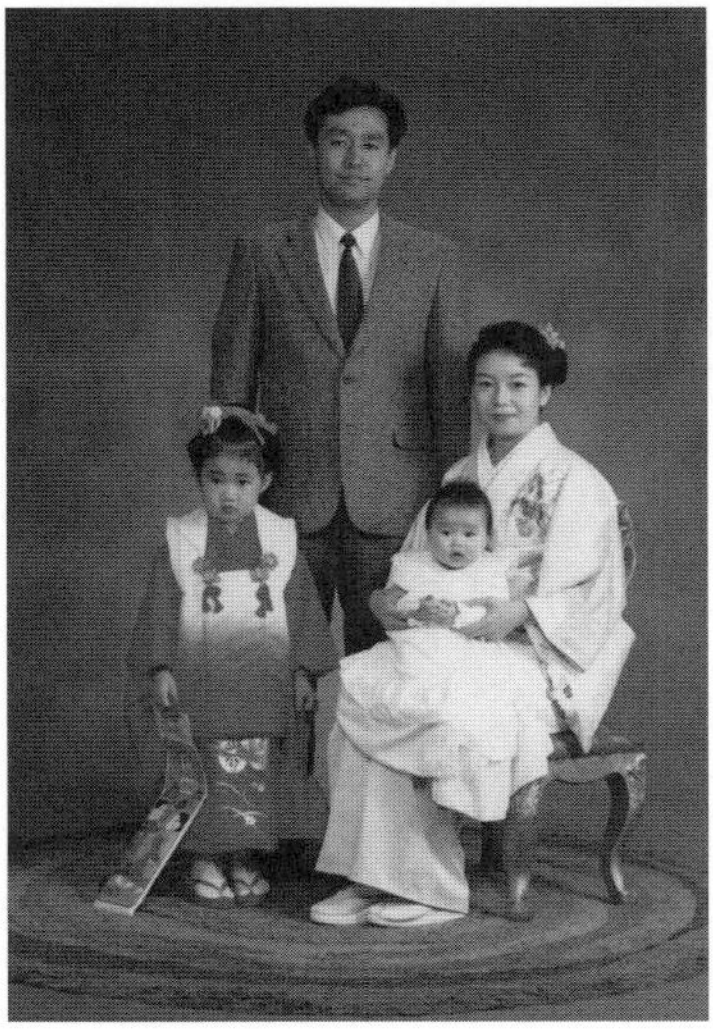

上／自宅にて。長女とはるか（右）と一緒に。
下／七五三の記念写真。家族4人で。

「余命半年」、脳腫瘍の告知

私たち夫婦にとって、それは突然の思いもよらない告知でした。

医師から語られたのは、「脳幹という神経が集中しているところに腫瘍がある。重要な機能が集まっている部分なため手術で摘出できず、有効な治療法はない。放射線治療で一時的に症状をよくすることはできるから、専門の病院を紹介する」という内容でした。

そして、告げられた余命はたったの「半年」――。

娘を病院に連れて行った妻から電話をもらったとき、私は仕事で営業先をまわっているところでした。妻からの電話で、診断結果を告げられても、その内容がまったく頭に入ってきません。

まさか。そんなことがあるものか。娘が余命を告げられるなんて。

悪い夢ならどんなによかったことでしょう。取引先の人と話をするときも言葉がなかなか出てこず、うまくしゃべれなかったことを覚えています。

「とにかくもう一度調べてもらわなければ」

妻と話し合い、すぐさま紹介された病院に娘を連れて行きました。

再検査をした病院でも、結果は同じでした。

娘が侵されていたのは「小児脳幹部グリオーマ」という病気です。脳幹とは脳の一部分で、呼吸や心拍数の調整をはじめ、見る・聞く・歩く・話す・食べるなど人間の基本的な動作に必要となる神経や筋肉の制御を行っています。「小児脳幹部グリオーマ」は、この脳幹にがん細胞ができる疾患のこと。やっかいなのは、がん細胞が脳幹部の神経にべったりと塗りこまれたようにはりついており、摘出することが困難なことです。手術にふみきったとしても手術台で亡くなってしまう可能性が高い。放射線治療をし、一時的に腫瘍を小さくすることはできますが、その効果はあくまで一時的なもので、必ず腫瘍はまた大きくなり、最終的には死に至る病気です。診断がついてから1年以内に亡くなる確率が

70％とも言われ、娘の発症から20年以上経った現在も、残念ながら、決定的な治療法は見つかっていません。

今であれば、このように「小児脳幹部グリオーマ」について語ることができますが、当時の私は、その病名を聞いたこともなければ、正確な知識を持ち合わせてもいませんでした。何よりも「娘の病気に治療法がない」という現実は受け入れがたいものでした。

「まずは放射線治療をしましょう。放射線治療が終われば自宅に帰れます。家族で過ごせるこの期間をとにかく楽しむことです」

主治医からは、そう告げられました。余命半年の娘と一緒に過ごせる、わずかな時間を大切にと。

正直にいうと、私はこの医師の言葉を聞いて、「なんて冷たい人だろう」と感じたのです。

娘はふつうに起きて、食事をして、おしゃべりをしている。あと半年しか生きられないなんて信じられるわけがない。何かできることはないかと必死な私にとって、医師の言葉は「あきらめなさい」と突き放されたようで、冷たく響きました。病気を治すのが医師の仕事なのに、治療ができないなんて、そんな理不尽なことがあっていいのだろうか。とうてい納得はできませんでした。

治療法がないと言われるなら自分で探すしかない。私はそう考えていました。

治療法を探し、駆けまわる日々

1997年当時は、インターネットも普及していない時代。正しい医療情報を入手したくても調べることは容易ではなく、「小児脳幹部グリオーマ」の患者や家族とつながる術もありませんでした。子どもの脳腫瘍に関する治療も確立しているとは言いがたい時代だったように思います。

それでも、少ない情報を頼りに有効な治療法を求め、奔走しました。「関西に断食療法がある」と聞けば関西まで足を運び、「東洋医学をもとにしたサプリメントが病気の進行を遅らせる」と聞けば情報を求めて走りまわる。まさに藁にもすがる思いで治療法を探す日々でした。

当時は、子どもの脳腫瘍に有効と謳われる治療法自体が少ない状況でしたから、実際には、はるかが民間療法を受けることはほとんどありませんでした。右半身に少しずつ麻痺が出た際に、マッサージを受けると気持ちがいいと言うので、何度か通ったくらいです。

ただ、冷静に物事を受けとめられるようになった今思うことは、「冷たいと感じた医師の言葉に真実があった」ということ。

「とにかく娘を助けたい」「なんとか治療法を見つけたい」と奔走することは親として自然な行動でしょう。しかし一方で、どんな治療にもリスクはあります。治療をしたことで、かえって生きる時間を縮めてしまう場合もある。子どもは自分で治療法を選べませんから、決断をする親の責任は重大です。助けたいと願うからこそ、どう判断すればいいかわからず、悩む親は多いでしょう。

一方、妻のもとには「こういう宗教に入れば、娘さんのがんが治りますよ」というよう

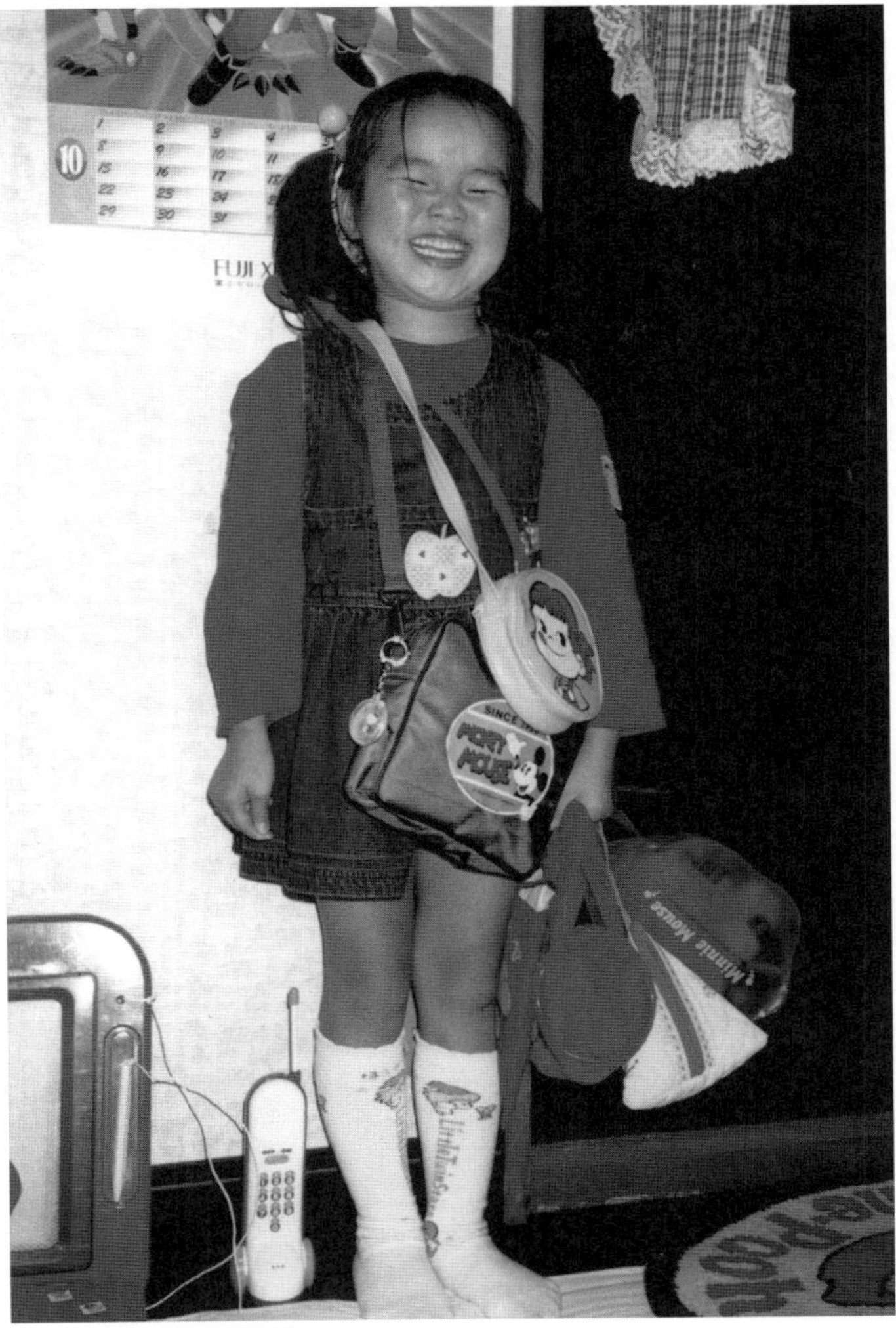

症状がでる前のはるか。自宅にて。

な勧誘もきていたようです。断るにしても、相手が真剣な思いで声をかけてくれているのですから無下にはできません。当然、神経を遣っていたと思います。

子どもの病気と直面し、ただでさえ平静を保てないなかで、治療法を探したり、周囲への配慮に神経を遣ったりと、気忙しい日々が続きました。妻は私よりよっぽどしっかりと冷静に対応しているように見えましたが、家族全員がさまざまな想いにゆさぶられながら、〝いつもの日常〟を保とうと必死だったのです。

「帰らないで!」病院に響きわたる泣き声

はるかの脳幹にできたがん細胞を小さくするためには、放射線治療が必要でした。しかし放射線治療中は、入院をしなければなりません。当時、娘はまだ6歳の幼稚園児。家ではない場所に、たった一人で泊まった経験なんてありません。馴染みのない病院で親と離れて眠らなければならないのは、怖くてたまらなかったでしょう。

お世話になっていた病院の面会時間は「午後3時から午後8時」。現在では「午前10時から午後10時」に延長されましたが、娘が入院していた当時は、面会時間はわずか5時間と非常に短いものでした。

しかも「午後8時まで」というのが問題です。親としては、子どもが眠っているうちにそっと部屋を出たい。しかし午後8時ではこの願いは叶いません。眠る前に毎日「さよなら」をしなければならないのです。

時間がくれば親が帰らなければならないことを、娘はわかっています。時計の針が8時に近づいてくるとソワソワしはじめるのが常でした。

ある日は幼稚園のお友達の名前を出席番号順に挙げ、「○○ちゃんはお絵かきが得意」「□□くんは、身体が大きいのだけど、すぐ泣いちゃうんだよ」などと、お友達の特徴や性格を話しはじめます。30人学級のお友達の名前を一人ずつ挙げていくわけですから、ものすごく時間がかかります。途中で話を遮るわけにもいかないし、だからといって看護師さんの「そろそろ時間ですよ」という声がけを無視するわけにもいきません。妻や私を引き留めるために無理に話しかけようとしている、はるかの気持ちが伝わってきて、本当に切ない時間でした。

時には私の首に手をまきつけながら抱きつき、頬に唇をつけたまま体を離さないこともありました。しかし、時間がくれば病室を出なければなりません。

「パパ！　帰らないで！」と泣き叫ぶ娘の声を聞きながら、逃げるように病室を出ました。

病院での生活に少し慣れてくると、はるかは、インターン生らしき若い看護師さんに懐くようになり、その看護師さんと遊ぶことを楽しみにしていたようでした。はるか自身、病院のなかでなんとか楽しみを見出そう、頼れる人のそばにいようと頑張っていたのだと思います。

病院は、多くの子どもにとって怖い場所です。子ども同士楽しく過ごせる時間があったり、週に何度かは親が泊まることができたり、兄弟・姉妹の入室が許されたら、どんなにいいだろうと思ったこともありました。

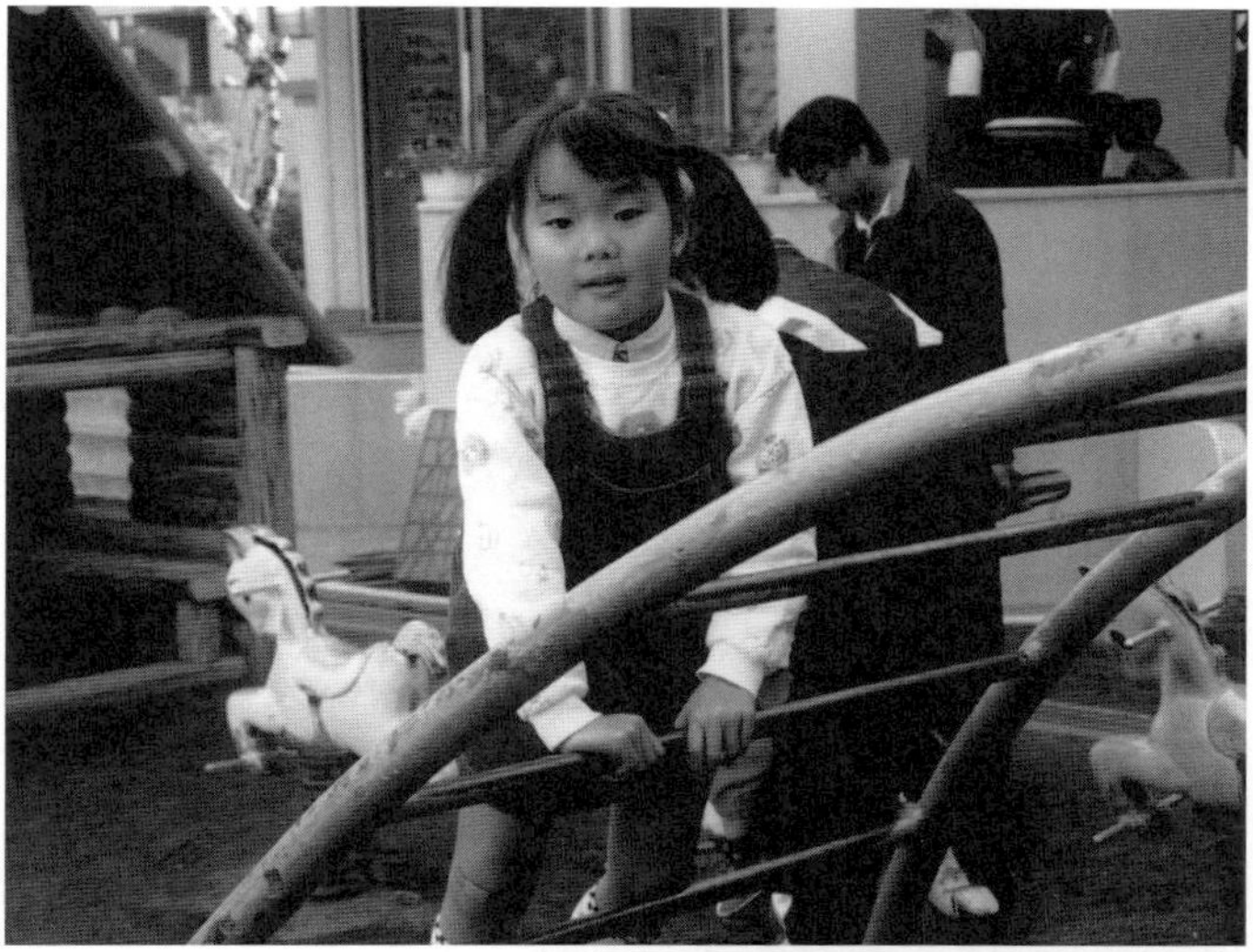

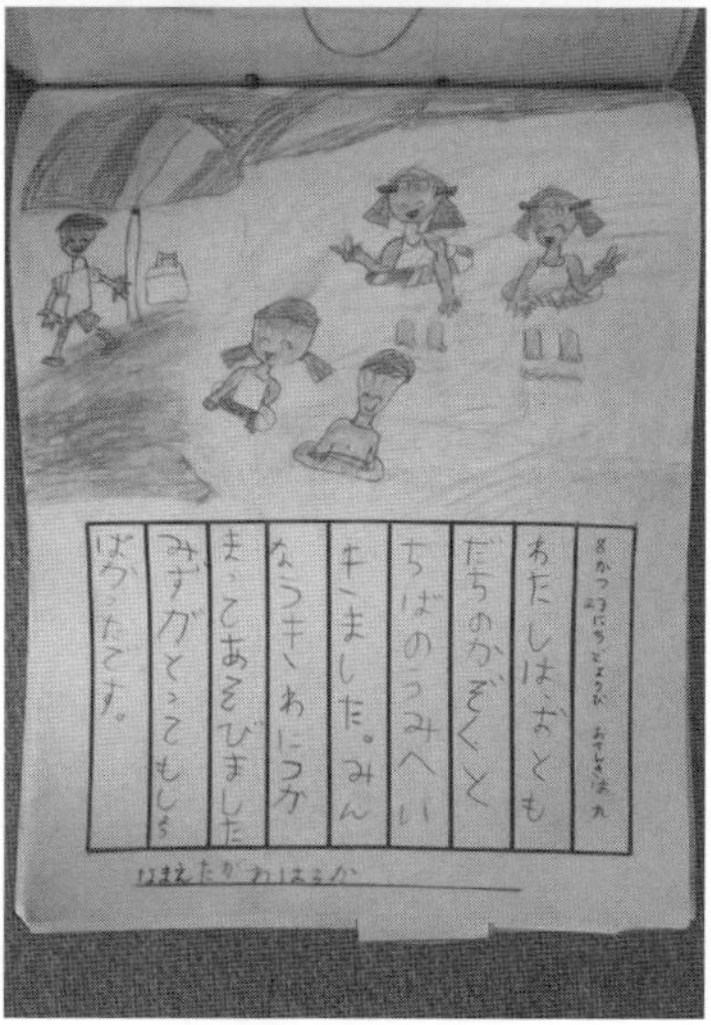

上／1997年3月、 はるか5歳。幼稚園にて。
下／入院前の夏休みの絵日記。1997年7月31日。

子どもの成長とたくましさ

放射線治療を終え、自宅で生活するようになったはるかは、体に麻痺が出た影響で再び幼稚園に通うことは叶いませんでしたが、毎日好きなことをして過ごしていたように思います。なかでも張りきっていたのは、新たに我が家に迎えたハムスターのお世話です。餌をあげたり、話しかけたり。動物のお世話という初めての体験に一生懸命取り組んでいました。

たとえ重篤な病気にかかっていたとしても、余命わずかであったとしても、子どもは日々の生活のなかで楽しみを見つけ、たくましく成長していきます。このことを私は、はるかとの闘病生活を通して学びました。

麻痺の影響で右手を動かせなくなったときも、利き手ではない左手で箸を持ち、文字を

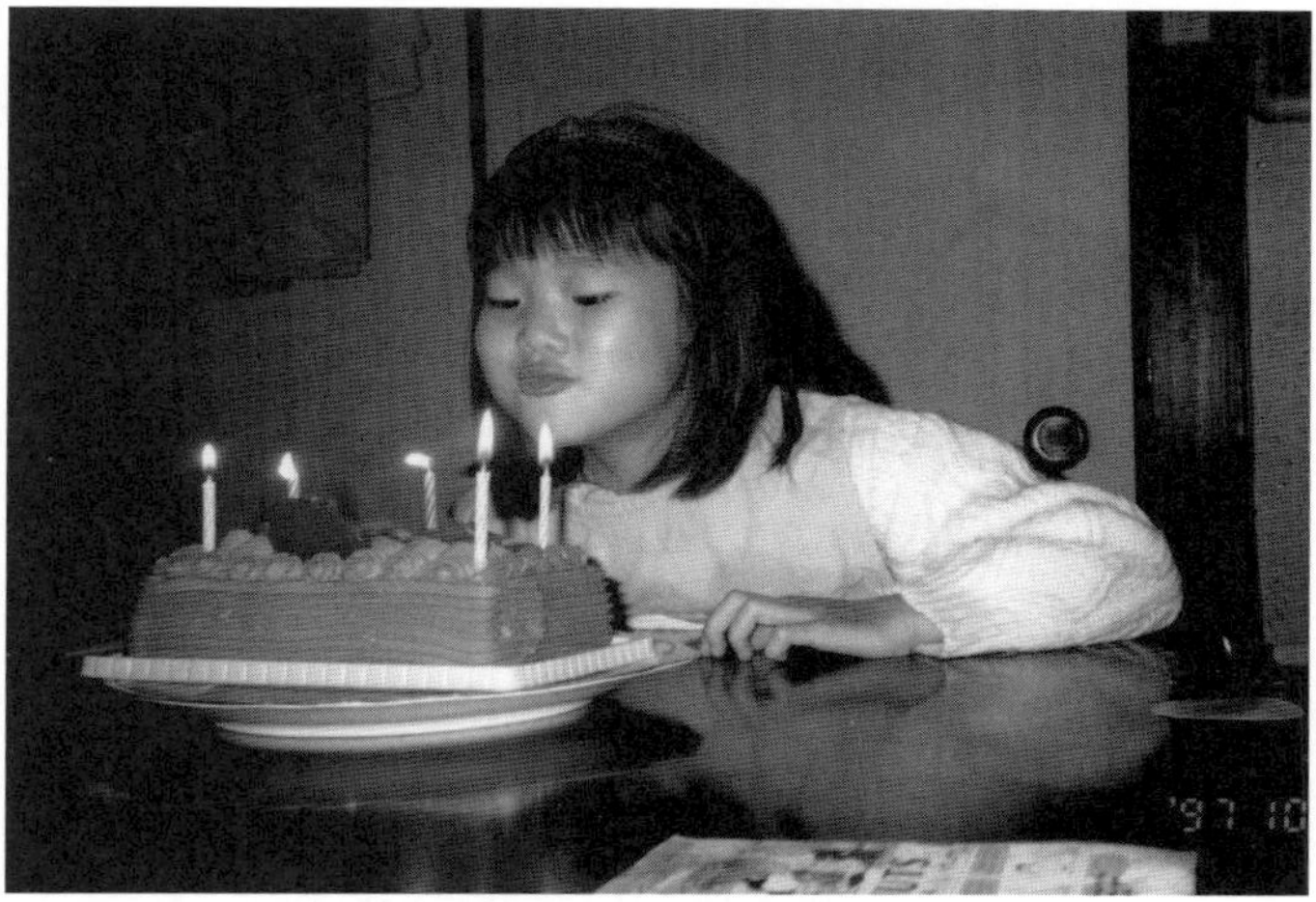

放射線治療前、自宅にて、外泊のお祝い。1997年10月17日。

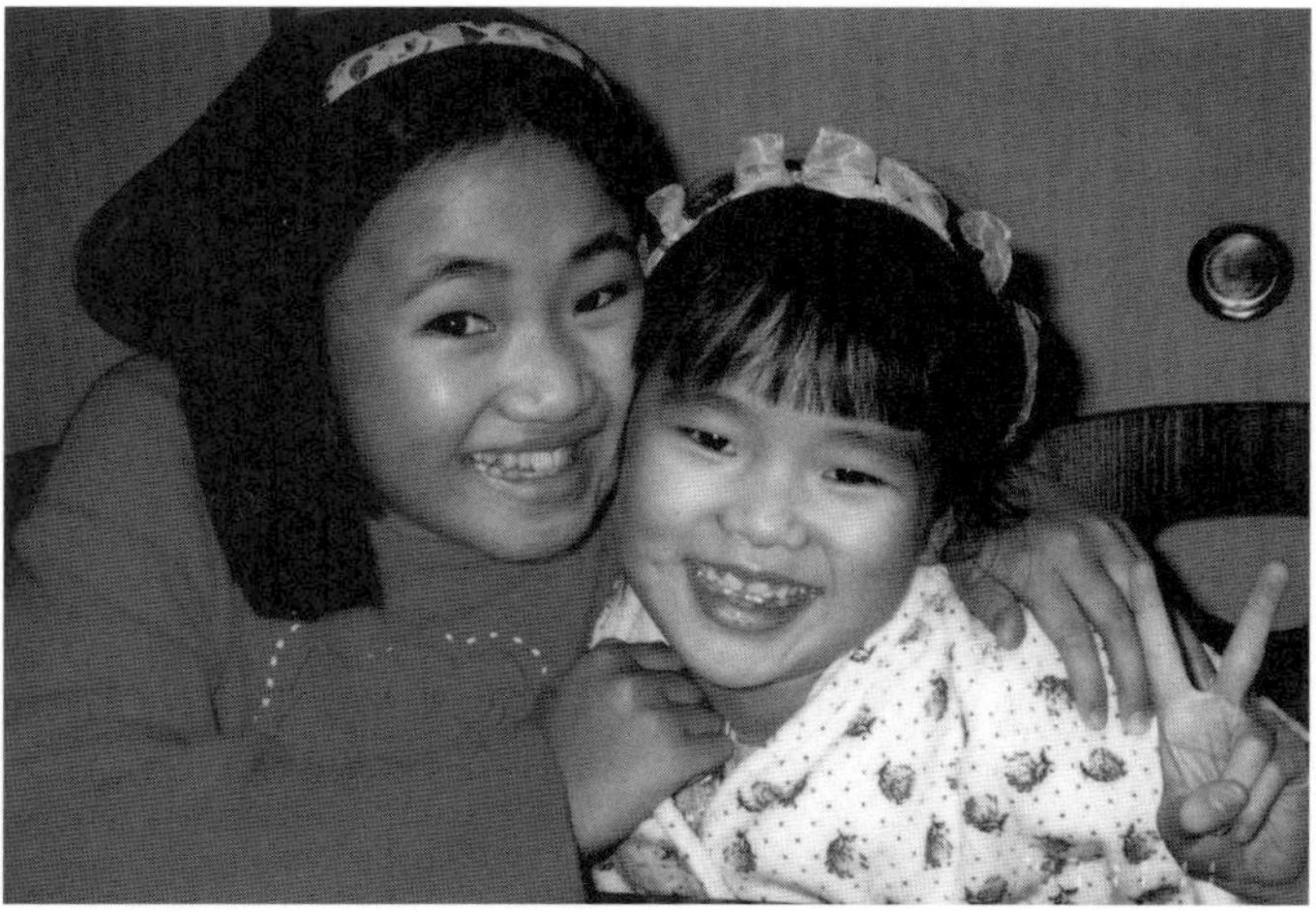

放射線治療後、自宅にて、長女と。1997年11月11日。

書きます。あっという間に利き手と同じくらい器用に左手を動かせるようになっていました。

病気の進行と服薬の影響もあり、ムーンフェイスといって顔がパンパンに腫れた状態になったのですが、お風呂場で自分の顔を鏡で見ながら「おもしろい〜！」とゲラゲラ笑うようなこともありました。

自分自身に何か変化が起きていることはわかっていたと推測しますが、どんな状況でも悲観することはありませんでした。いつでも、「いまこの瞬間を楽しもう」とする才能を発揮していたのです。

私たち夫婦は、「はるかがやりたがることはできるだけやらせてやろう」「希望や願いを叶えてやろう」「家族の時間を大切にしよう」と話し合い、一日一日を過ごしました。

はるかを見ていて不思議だったのは、自分のことよりも周囲の心配ばかりしていたことです。もともと年齢のわりに大人びたところがある子だったのですが、病気になっても、お姉ちゃんやおばあちゃんのことをよく気にかけていました。我が子ながら、周囲の状況を察して心配をするような優しい心を持った女の子だったと思います。

また、まわりをよく見て、自分が置かれている状況をよく理解しているようでした。孫たちの面倒を見るために我が家に来てくれていた祖母に「おばあちゃん、お家に帰らないでね！　帰ると、お母さんが、はーちゃん（はるか）の病院に来られなくなっちゃうから……」と言ったことがあり、そんなことを考えて心配していたのかと驚きました。子どもは大人が考えるよりもずっと、まわりのことをよく見て、さまざまな想いを巡らせているのかもしれません。

「パパ、死ぬってこういうこと？」

闘病中、娘が「死」について問いかけてきたことがあります。

それは家族で大河ドラマを見ていたときのこと。武将が亡くなり、その武将の魂が身体から離れ、幽体離脱をしたシーンを見た娘が、「ねえパパ、死ぬってこういうこと？」「死ぬとこうなるの?」と聞いてきたのです。私はドキッとして、なんと答えたらいいのか迷い、「そうかもしれないねえ」とだけ言って、その会話を終えました。

イギリスでは、6歳の子どもに対しても、自身が置かれている状況を知る権利があると捉え、病状や治療方針を告知するといいます。

余命までは伝えないとしても、絵本を使って死について考えを巡らせる機会を設けたり、死んだ後の世界についてディスカッションしたりすることもあるそうです。

もちろん「死んだ後はどうなるのか」という子どもの問いに対して、正解を持ち合わせている大人を私は知りません。子どもの質問に大人が答えるというよりは、一緒に考えてみる。死をタブー視せずに想像をふくらませてみる。そうすることで死への恐怖心が薄まったり、親子の絆が深まったりすることがあるようです。

はるかが「なぜ幼稚園に行けないの?」と尋ねてきたときに、私は「頭のなかに悪いおできができて、それをやっつけないといけないからだよ」というふうに説明していました。本人も、その説明に納得し、それ以上質問してくることはありませんでした。

ドラマのワンシーンを見て、「死ぬってこういうこと？」と聞いてきたはるかは、どのような心持ちでいたのでしょうか。自分自身に何かただならぬことが起きていることを感じていたのでしょうか。それとも単純な好奇心だったのでしょうか。答えはわかりません。

ただ、振り返って思うことは、重々しい雰囲気ではなく、普段から死について語り合う機会があってもよかったのかもしれないということです。死は、誰にでも必ず訪れるもの。「隠したい」「逃げたい」と思っても、避けて通ることはできません。それは、大人も子どもも、病気の子も健康な子も、同じです。

私は、娘からの突然の質問にドキッとしてしまったわけですが、健康なときから親子で「死」について思いを巡らせてみることも、貴重な機会となるような気がしています。

家族4人「最後の旅行」

「家族4人でお泊りに行きたい」

最後の旅行は、はるかのそんなひと言がきっかけでした。行き先は、千葉の房総半島。はるかの病気にまだ気づいていなかった半年前の夏休みに、幼稚園のお友達家族と一緒に遊びに出かけた想い出の場所です。

自宅から房総半島までは東京湾アクアラインを通って1時間半。海を見ながらドライブを楽しみ、海辺のホテルに1泊しました。季節は1月末と寒い時期ではありましたが、房総半島には一年中花摘みのできる場所があります。その花畑に出かけることも、この旅行の楽しみの一つでした。赤・黄色・ピンク……色とりどりに咲きほこる広大な花畑のなかを、はるかを抱きあげて、ゆっくりと歩きます。ふと娘に目をやると、移動での疲れがありながらも、「きれいだね」と嬉しそうにつぶやく横顔がありました。

ホテルの部屋でトランプをしたり、ゲームをしたり。なんでもない時間を過ごしながら、私は不思議な感覚を味わっていました。旅先での家族団らんのひとときは、時間の流れが、日常よりもゆったりとしているように感じられるのです。家族で過ごす時間を、いつもより濃く味わえる。気持ちの持ち方ひとつで、時間は短くも長くもなり得るものなのだと気づかされるようでした。

この頃のはるかは、右手が麻痺し、右足を引きずらなければ歩けない状態でした。ただ、この旅行がよほど嬉しかったのでしょう。ホテル内のレストランに向かうとき、はるかは右足を引きずりながらも、真っ先に階段を駆け上がっていったのです。その背中には、家族一緒に過ごせる嬉しさや、旅行を企画した自分がみんなをリードしたいという気持ちがあらわれていました。はしゃぐ娘たちを見て、「この旅行に来てよかった」と心底思ったものです。翌日房総半島から自宅に戻る車のなかで、満足そうに眠っていた、はるかの寝顔。20年たった今も、昨日のことのように鮮明に思い出されます。

楽しかった旅行が終わり自宅に戻ると、はるかは、少しぼーっとした様子で「頭が痛い」と言いました。

「病院に行こうか？」と提案すると、「明日でいい。明日の朝、連れて行って」と答えます。

はるかの希望を汲み、その夜は、家族4人で並んで寝ました。結局それが、家族全員で一緒に眠った最後の夜になりました。

翌日の朝、はるかを病院に連れて行き、痛み止めの点滴をするなどして、その日は入院。面会時間を終え、私と妻が家に戻ると、病院から電話がありました。

「はるかさんの呼吸が止まりました。今、呼吸器をつけて対応しています」

はるかの呼吸が止まったとき、巡回していた医師が娘の変化にすぐに気づき、呼吸器をつけたことで、一命をとりとめたという状況でした。余命宣告されてから5カ月後のことです。

病気が発覚し、余命宣告をされてから、いつかこの日がくるだろうということはわかっていました。

でも一方で、どこか見ないふりをするような、昨日・今日・明日と当たり前に日常が続いていくような感覚もありました。体に麻痺が出ながらも、元気に歩き、おしゃべりをし、笑う娘を見て、小さな娘の命が残りわずかであるはずがないと信じたい自分がいました。家族旅行だって、これからも何度だって行けると思っていたのです。

しかし、ついに、この日が来てしまいました。

救いだったのは、はるかの意識があった最後の夜に、病院に連れて行かなかったことです。

はるかの希望を聞いてやれた。「今日は家にいたい」というはるかの想いどおりに、家族4人で一緒に眠ることができた。このことは本当によかったと思っています。

人工呼吸器を外す決断

はるかは一命をとりとめたものの、意識は戻らないままでした。その間も、娘の脳幹部の腫瘍は大きくなり続けます。いずれにしても、もう長く生きられない状態であることは明白でした。

主治医と麻酔科の先生が真摯に向き合ってくれ、いま娘はどのような状態にあるのかを丁寧に説明してくださいました。あと残されていたのは、「いつ呼吸器を外すのか」を決断することだけ――。

親としてはやはり1日でも長く、生きている状態であることを望みます。手を握れば、あたたかい。足の裏をくすぐれば、ピンと動いて反応がある。会話はできないけれど、こちらの話がわかっているかもしれない。1分1秒でも長く生きて、そばにいてほしいと願う気持ちがありました。

でも一方で、毎日病院に通い、はるかを見ていると、やはりこれは自然なかたちではないということも感じるのです。何もしないでいれば止まってしまう心臓を、人工呼吸器をつけることで無理やり動かしているのですから。

しばらくすると、胃とつながっている管から鮮血が見られるようになります。しかも、私や妻が病室にいるときに限って、いつも、その鮮血があらわれるのです。

それは、私たち夫婦にとって、はるかの声なき意思のように感じられました。

毎日向き合っていると、はるかが「つらい」と言っているのがわかります。実際にストレスで胃潰瘍を起こしていたのかもしれません。

この状態を長引かせてはいけない。はるかに、これ以上つらい思いをさせたくない。親としては少しでも長く一緒にいたいと願っても、必ず最後の日が来てしまうのであれば、親のエゴで子どもを縛りつけてはいけないと感じていました。

安らかに、子どもらしい最期を迎えさせてやりたい。

それは妻も同じで、私たちはほとんど同じタイミングで、「人工呼吸器を外そう」と決断したのです。

最後のときを迎えるまえに、幼稚園の先生をはじめお別れをしたい方に来ていただき、はるかとの時間を過ごしてもらいました。

そして1998年2月15日朝9時、人工呼吸器を外しました。

夜中降り続いた雪がやみ、穏やかな晴れ間が広がった朝でした。

私と妻、お姉ちゃん、祖父母、そしてたくさんの医師や看護師さんに囲まれ、はるかは静かにゆっくりと息をひきとりました。

「よく頑張ったね」

はるかの呼吸が止まったとき、まっ先に浮かんだのは、その言葉でした。

つらかった闘病から、やっとはるかが解放された。ほっとしたのも束の間、次の瞬間に、娘を失った悲しみが胸にせまってきて、嗚咽をあげて泣きました。妻、長女、祖父母、職員の方々の泣き声が幾重にも重なり合い、はるかに降り注ぐようでした。

しばらくその部屋で過ごし、病院に来たときと同じように、はるかを抱きかかえ、自宅に連れて帰りました（当時、6歳の子どもは、そのまま家に連れて帰ることができました）。車の後部座席で、母親とお姉ちゃんに抱っこされ、はるかは、慣れ親しんだ我が家に戻ったのでした。

「子どもらしくいられる権利」を奪ってはいけない

はるかの病気が発覚したあと、「私がビルの上から飛び降りて、はるかの身代わりになりたい」と何度も思いました。

自分の命を投げだしても守りたい。そう思えたのは、私たちが親子だったからです。そういう意味では、はるかが余命宣告を受けてから息をひきとるまでの5カ月間は、「親になれた実感を強く持てた日々」であり、「娘とこれまでにないほど濃密な時間を過ごした期間」だったと言えるのかもしれません。

はるかから、本当にいろいろなことを学びました。

子どもは、一日一日とてつもないスピードで、心も体も成長していくこと。

困難なこと、つらいことがあっても、そのときに置かれている状況のなかで楽しみを見つけ、たくましく前に進んでいこうとする力を持ち合わせていること。

大人が想像する以上に、まわりを観察し、いろいろな思いを巡らせていること。

大人の気持ちのあり方、かかわり方次第で、子どもと過ごす時間は何倍にも濃いものになること。

今にして思えば、はるかが健康なときから、もっと娘たちと過ごす時間を大切にしていればよかったと思います。週末に遊んだり、どこかに連れて行ったりするようなことはありましたが、仕事や日常を優先し、全身全霊で子どもに向き合えていたかどうか自信はありません。
子どもの目線で話を聞いたり、時間を気にせず子どもがやりたいことを最後までできるように待ったり、本当の希望や気持ちに寄り添ったり……もっとできることがあったのではないかと考えずにはいられません。

あのとき、はるかが望んでいたことは何だったのでしょうか。
最大の喜びや希望は何だったのでしょうか。

はるかの嬉しそうな顔を思い出しながら考えてみると、それは「家族や友達に囲まれて楽しい時間を過ごすこと」に集約される気がします。
自分が真ん中にいて、お父さん、お母さん、お姉ちゃん、おじいちゃん、おばあちゃんがいて。テレビを見たり、ごはんを食べたり、おしゃべりをしたり。普通の日常を送ることが、彼女にとって最高の時間でした。

また、病気になって幼稚園に行けなくなってからも、幼稚園のお友達のことをよく気にかけていました。闘病中に幼稚園の先生が、お友達の折り紙作品を持ってきてくれたことがあり、それを嬉しそうに見ながら、一人ずつお友達の名前を挙げて、いろんな話をしてくれました。きっと幼稚園に行きたかったのだと思います。親としても、はるかの卒園式を、小学校の入学式を見たかったです。

健康な子も、病気の子も、一人ひとりが「子どもらしく」生きていいはずです。子どもは楽しく遊びたいし、成長したいし、学校に行きたいし、家族や友達と楽しい時間を過ごしたいのです。

病気だからといってその機会が奪われていいはずがない。

どんなに短くて儚い命であったとしても子どもとしての日常が守られ、「病気の子」ではなく「その子」として、大切にされる存在であるべきだということを、私は、はるかから教わりました。

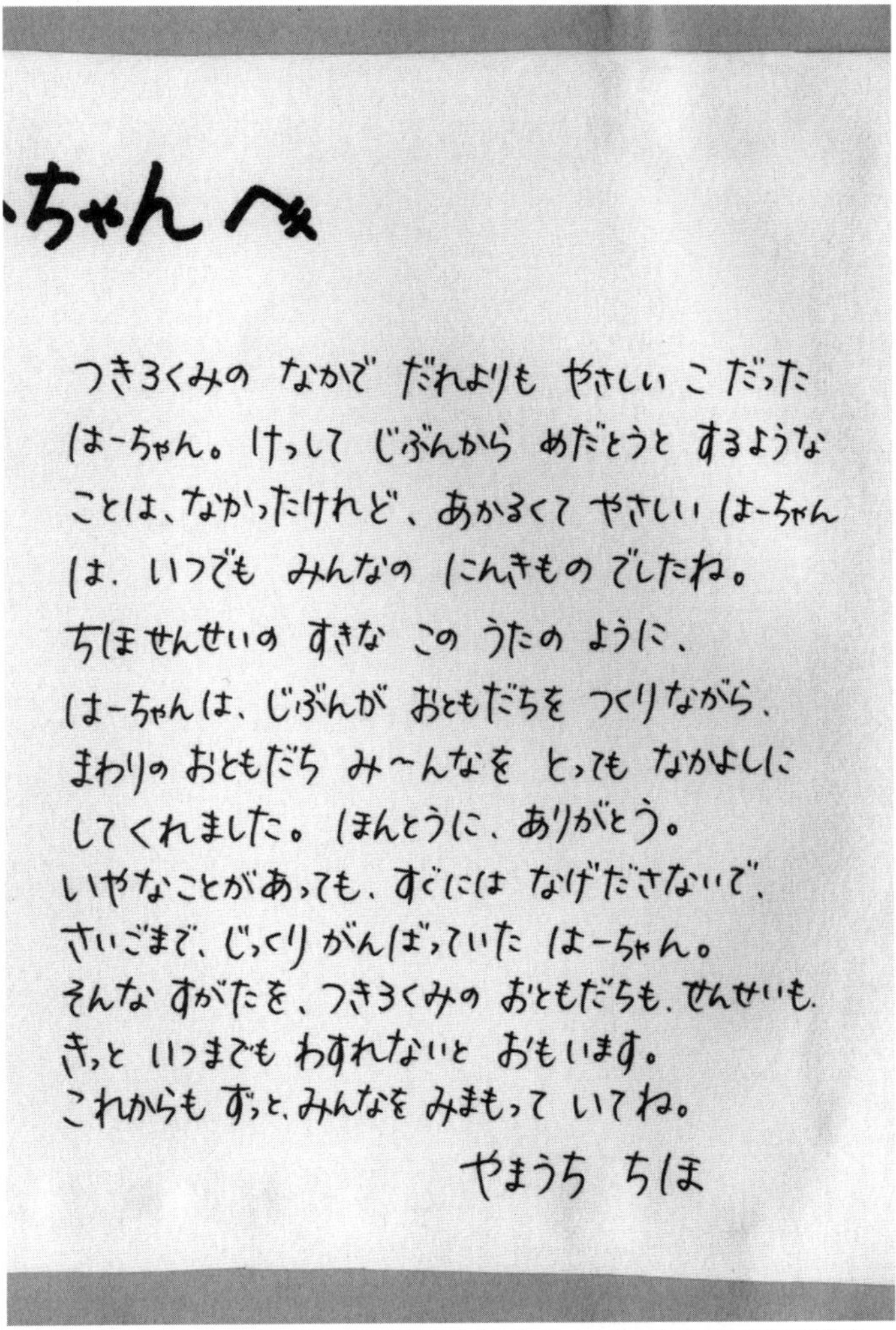

ちゃん へ

つき3くみの なかで だれよりも やさしい こだった
はーちゃん。けっして じぶんから めだとうと するような
ことは、なかったけれど、あかるくて やさしい はーちゃん
は、いつでも みんなの にんきもの でしたね。
ちほせんせいの すきな この うたの ように、
はーちゃんは、じぶんが おともだちを つくりながら、
まわりの おともだち み～んなを とっても なかよしに
してくれました。ほんとうに、ありがとう。
いやなことがあっても、すぐには なげださないで、
さいごまで、じっくり がんばっていた はーちゃん。
そんな すがたを、つき3くみの おともだちも、せんせいも、
きっと いつまでも わすれないと おもいます。
これからも ずっと、みんなを みまもって いてね。
やまうち ちほ

幼稚園の先生からの告別式でのメッセージ。この左には「ともだちになるために」の歌詞が。

コラム1

「告知」について考える

このコラムでは、病気の子どもと家族への理解を深めるため、「子どもの病気や医療」にかかわるテーマを取りあげ、読者のみなさんと一緒に考えてみたいと思います。

まずは「病気の告知」についてです。以降、テーマは「小児緩和ケア」「グリーフケア」「限りある子どもの命とどう向き合うか」と続きます。それぞれ各章の終わりで紹介していますので、ぜひご覧ください。

なお、コラムを書くにあたって、東京慈恵会医科大学 脳神経外科学講座教授であり、NPO法人横浜こどもホスピスプロジェクトの理事を務めていただいている、医学博士の柳澤隆昭先生にご協力いただきました。柳澤先生は、脳脊髄腫瘍・眼部腫瘍を専門とし、子どもの脳腫瘍の治癒と救命をはじめ、ご家族へのトータルケアの確立に尽力されている方です。子どもの医療現場における長年の経験と研究にもとづく知見からさまざまなお話をうかがいました。

◆子ども本人にどう告知するか

子どもに重篤な病気が発覚した場合、まずは両親をはじめとする保護者に対して、病名と病態の告知がなされます。病状の経過や検査・治療方針が説明され、治癒が困難な場合にはその場で余命が告げられることもあります。

「子ども本人に、何をどう告知するか」については、病院によって多少の差が見られるものの、「保護者の意向を尊重する」ケースがほとんどです。両親が「病名は告げずに、現在の病状とこれからの治療方針だけを話してほしい」と希望すれば、病院側はその思いを汲んで対応します。

子どもに病気の告知をするとき、大人が留意すべきことは何でしょうか。

柳澤先生は、「まずは子どもの戸惑いや疑問をきちんと受けとめることが大切」とおっしゃいます。ある日突然、身体の不調を感じた子どもが、急に病院に連れて来られ、入院や手術をしなければならなくなる——。当然ながら、大人と同様に子どもも戸惑いを感じます。まずは子ども本人がどんな心境でいるのかを知り、できるだけ不安をぬぐったうえで、相手にとってわかりやすい言葉で一つひとつ丁寧に話を進めていく必要があります。

両親の意向で伝える内容に制約があったとしても、相手が何歳であっても、「私はあなたにちゃんと事実を伝えます」という姿勢を医師が示すことが大切です。医師と家族、そして子ども本人が信頼関係を結ぶことができるかどうかは、それからの治療内容に大きな影響を与えます。子ども本人が、告知をきっかけに治療に対して前向きになることができたとしたら、「その告知は適切なものだった」と判断できるでしょう。

◆病名告知が当たり前のイギリス

日本では子どもへの告知内容は親の意向が尊重されることが一般的ですが、その状況は国によって異なります。特に欧州では、子どもに対しても大人と同様に病名告知を行うことが一般的です。

柳澤先生が1995年～1997年に勤務していた王立マースデン病院・癌研究所小児腫瘍科（イギリスのがんセンター小児腫瘍科）では、ほぼ全員が病名告知をされていました。イギリスでは20年以上も前から「子ども自身が病気の診断過程や治療に積極的にかかわること」が推奨されていたのです。

柳澤先生が、イギリスのがんセンターで最初の回診を行ったとき、3歳の子が「僕は治療を始めたばかりなのだけど、薬の効果がよく出ているみたい」と話しかけてきたり、5歳の子が「前回の化学療法の効果がイマイチで、これからの放射線治療に期待するしかない」と答えたりすることがあったと聞き、衝撃を受けました。

子どもにどこまで告知をするのか。治療の意思決定を誰が行うのか。このことは「子どものアイデンティティをどう捉えるのか」「どのような親子関係を築いているのか」という家庭事情や国柄に加え、医療環境をめぐる歴史的背景が大きく反映されており、単純にその優劣を比較することはできないといいます。ただ、世界的には、医療者中心の伝統的なインフォームドコンセント（十分な情報を伝えられたうえでの合意）から意思決定の中心を子どもにおいた新しいシェアードコンセント（患者も加わったうえでの治療方針の決定）への移行が見られるようです。また、ここ日本でも「子ども自身の同意を大切にしよう」という考えが定着しつつあります。

◆親を気遣う子どもたち

柳澤先生から子どもへの告知についてお話をうかがうなかで印象的だったのは、「子どもは病名について知っていても、あえて知らないふりをすることがある」というお話です。

今はスマホを使って何でも簡単に調べられる時代。いくら両親が病名を隠していても、がんセンターに通っていながら「自分はただの風邪だ」と思うお子さんは少ないでしょう。病院によっては「脳脊髄腫瘍科」など病名がわかるようなプレートが掲げられているところもあり、物心ついた子どもであれば、そこからヒントを得て調べることもできます。

たとえば、こんなことを語ってくださったお母さんがいます。

「私の息子は、重い病気を患いましたが、幸いなことに治療がうまくいき、ほぼ完治をした状態で中学に入学しました。いざ入学式が終わって、自宅でくつろいでいると、息子がぼそっと言ったのです。『オレ、小学校を卒業できると思っていなかった』と。本人には重篤な病気であることを悟られないようにしていたのに、まさかそんなことを考えていたなんてと驚きました」

この男の子は、外来の診察時も医師にいろいろな話をしてくれていましたが、肝心の病気への不安について口にすることはありませんでした。そして、病気が完治し、「もう大丈夫」と安心できる状態になって初めて、母親に本音をこぼしたのです。

このような事例は、この男の子に限った話ではありません。両親や医療関係者に病名を問いただしたり、病気のことについて尋ねたりする子どもは、案外少ないのだそうです。「自分はがんだ」と知っていても、多くの場合、子どもはそのことを黙っています。親を困らせたくない、これ以上悲しませたくないと、子どもが親を気遣っているのです。

すべてを赤裸々に話すことが必ずしもいいとは言いきれませんが、病気について隠そうとすることで子どもは余計に感情を吐露しにくくなり、負担を抱えこんでしまう側面があることも事実です。

◆自責の念にかられる親たち

医師から余命宣告を受けるとき、平静でいられる親はいません。「なぜ、よりによってウチの子が……」と悲嘆し、「何が悪かったのか」と原因を突きとめようとします。「もっと早く病院に連れてきていれば……」「なぜ、早期に発見してもらえなかったのか」と後悔や疑念を抱く人もいるでしょう。「妊娠中に食べたものがわるかった」「2歳のときに転んで頭を打ったからだ」などと過去を悔やみ、「健康に産んで育ててあげられなくてごめんね」と口にするお母さんも少なくありません。

柳澤先生は、「診断後の早い時期に、両親が抱える誤解や後悔、不安な気持ちをできるかぎり取り除くことが大切だ」とおっしゃいます。

たとえば、過去の行いが明確な原因となり、病気を発症するようなことはほとんどありません。何か関連しているように思われることも、一つひとつひも解いていくと、病気とはまったく無関係であることが多いのです。脳腫瘍の場合でも、家族からの遺伝が発症の理由になることは、実はとても限られたケースのみで、生活習慣や育て方に起因し、病気になることもほとんどありません。

早期診断についても同様です。悪性度の高い腫瘍ほど、進行が早く、診断までの時間は短い傾向があります。症状が出てきた段階で、脳腫瘍を疑い、早期に診断することは容易ではありません。脳腫瘍の診断がつくと、もっと早く診断できなかったのかと自分たちを責め、悩む親は多いです。実際、私自身も「最初に行った病院で見つけてくれていたら……」と何度思ったことでしょう。しかし、実際には「小児脳腫瘍では早期診断が予後の改善に結びつくことは期待できない」と医学的に示されているのです。

柳澤先生が告知の際にご両親にお伝えするのは、「何が悪かったかというと、何も悪いことはない」ということ。

「立派なお父さんとお母さんのもとで、立派に生まれ育ったお子さんに、地震や津波などの自然災害が襲いかかるように、病気がやってきてしまったのだ」と受けとめてほしいと話されていました。それでもご両親は思い悩むでしょう。ただ、親の後悔や不安に医療者が寄り添ってくれることは、とても大切です。それがよりよい治療への出発点となり得ます。

本書を読んでくださっている方にも、「子どもの病気は妊娠中の生活や出産、育て方だけに起因しないこと」や「悪性の病気の早期発見は極めて難しい」という事実を心に留めておいてほしいと思います。

◆「私は死んじゃうの？」と子どもに聞かれたら

もしも子どもに「私は死んじゃうの？」「これからどうなるの？」と問われたら、親としてどう答えたらよいのでしょうか。

まず覚えておきたいのは「すぐに返答しようとしない」ということです。子どもから「私は死ぬの？」と問われたとき、たいていの大人は動揺します。慌てて返事をしようとすると、あとから後悔するような言葉を発してしまうかもしれませんし、子どもの言葉を受けとめきれずにすぐに会話を終わらせようとしてしまうかもしれません。

子どもがそのような質問をしてきたときには、落ち着いてひと呼吸おき、「なぜ、そう感じたの？」「なぜ、聞いてみたいと思ったの？」などと、子どもの気持ちや意図を確認する質問を返してみましょう。

柳澤先生によると、「たまたまテレビのドキュメンタリーを見ていて病気の子どもが死んでしまったから」「ママが死んじゃうお話が絵本に書いてあったから」と答える子どもも多いとのこと。もし、誤解していることがあれば、「あのテレビ番組の子どもとあなたの病気は違うんだよ」と答えられます。場合によっては、「パパ（ママ）はあなたが死んじゃうとは思わないけど、主治医の先生にもう一度聞いてみようか」と言って時間をもらい、子どもに対してどんな話をするべきか対策を練ることもできます。

病気の子どもが死についてまわりの大人に問うことは稀です。だからこそ、子どもから何かしらの疑問がぶつけられたとき、そのやりとりを大切にしたいものです。極端に「死」をタブー視してしまうのではなく、「生」の延長線上にあるものとして受け入れ、子どもと一緒に考えをめぐらせることができたら、それは親子の絆をより一層深めてくれる時間になるのかもしれません。

第二章

子どもが生まれてきた意味

娘が旅立ったあとの世界

はるかが亡くなってからずっと、何も手につかない日々が続きました。

娘はなぜ、いなくなってしまったのか。どうすればよかったのか。親としてやるべきことをすべてやったのか。

はるかの顔が思い出されるたびに、いろいろな感情がわきあがってきて、苦しかった。気持ちの整理をつけることができず、ただただ日々をやり過ごすだけで精一杯でした。

妻も、長女も、それぞれの想いと生活のなかで、苦悩していたと思います。それでも仕事があり、外に出ざるを得なかった私は、まだよかったのかもしれません。仕事先で子どもについて聞かれ、はるかのことをぽつりぽつりと話す機会があったからです。

私にとって「人と話すこと」は良薬でした。自分が置かれている状況を客観視できるようになり、徐々にではありますが、気持ちを保つことができるようになっていったのです。

次女について聞かれたくない思いがある一方で、人との会話には、心の底にたまっている気持ちを発散できる効用もありました。それは、はるかの死を現実のものとして認識していく作業でもありました。

はるかが亡くなって4〜5年が経過した頃でしょうか。私は改めて、はるかと過ごした日々に思いをはせるようになっていました。あの最後の濃密な5カ月間は、父親として娘に向き合うことができたのかもしれない。少しずつ、そう思えるようになっていったのです。

ふと病院での光景が目に浮かびました。小児科の先生や看護師さんの顔も思い出されます。特に、はるかの呼吸が止まって、いちばん不安だったとき、私たち家族に寄り添ってくれたのは、主治医や麻酔科の先生、看護師の方々でした。私たちの考えを聞いてくれ、長年の経験から話をしてくれた。先生や看護師さんのサポートがあったからこそ、なんとか最善の決断をすることができたのです。

病室で、眠っているはるかと二人きりでいるとき、看護師さんが声をかけてくださることが、どれだけありがたかったでしょうか。職員の方々がそばにいてくれる安心感に、どれだけ救われたでしょうか。

ふつふつと感謝の気持ちがわきあがってきました。はるかと私たち家族を支えてくださった方々にお礼の気持ちを伝えたいと思いました。そこで私は、はるかの四十九日のあと一度挨拶にうかがったきりになっていた病院を訪ねてみることにしたのです。5年ぶりに、ふらりと訪問した私を、主治医の先生や顔なじみの看護師さんが歓迎してくれました。みなさん、はるかのことをよく覚えていてくださっていました。はるかとの想い出を一緒に振り返りながら、先生や看護師さん、事務職員さんへの感謝の気持ちは、より一層強く大きくなっていったのでした。

始まりは病院へのテーブル寄贈

はるかが亡くなった当時、がんを摘出する外科医や治療法を研究する医師が徐々に注目を集めるようになった一方で、小児科の先生は、どこか日陰の存在のように感じていました。小児医療に対する国からの援助も多いとは言えず、私は「もっと小児科医にスポットライトがあたってほしい」「子どもの命を救うために、日々こんなにも努力されている先生方の力になりたい」と考えるようになっていったのです。

病院への支援の始まりは、テーブルの寄贈でした。

はるかがお世話になった病院に、お礼の気持ちをこめて、はるかの香典から何か寄贈させてもらえないかと申し出たのです。病院の総長とお話しするなかで、「車いすの子どもたちが、お天気のいい日に、外でお弁当を食べられるといいのだけど……」という話を聞き、「ぜひ車いす用の野外テーブルを寄贈させてほしい」と伝えました。

しかし当時、国内メーカーをいくら探しても、車いす用のテーブルは見当たりません。あるとき、世界の遊具や玩具を輸入する販売会社のカタログを取り寄せて眺めていると、赤や黄色のポップなカラーデザインのテーブルが目に飛びこんできました。車いすの子どもたちに合わせた高さに設計され、座りやすいように湾曲した形になっています。3～4

人が集まれる大きさで、お弁当を広げやすいように見えました。

「これだ！　これなら車いすの子どもたちに喜んでもらえる！」

このテーブルに集まり、車いすの子どもたちとその家族がお弁当を広げているシーンを想像してみます。殺風景な病室を出て、外の風や光を感じながら、家族団らんのひと時を過ごせたら、子どもも親も、さぞ気分転換になるでしょう。それはきっと、はるかがしたかったこと。はるかも賛成してくれるだろうと思いました。はるかがこの病院で過ごした証を残したいという想いもこめて、はるかの香典を使い、車いす用のテーブルを寄贈させてもらいました。

このテーブルは、あれから20年以上経った今も、職員用通用口のすぐそばに置いてあります。実際に利用している風景を撮影した写真を見せてもらいましたが、子どもたちのはじけるような笑顔が印象的でした。入院生活のなかで、子どもたちにほんの少しでも楽しさを感じてほしい。それが私の願いであり、私の活動の原点でもあると感じます。

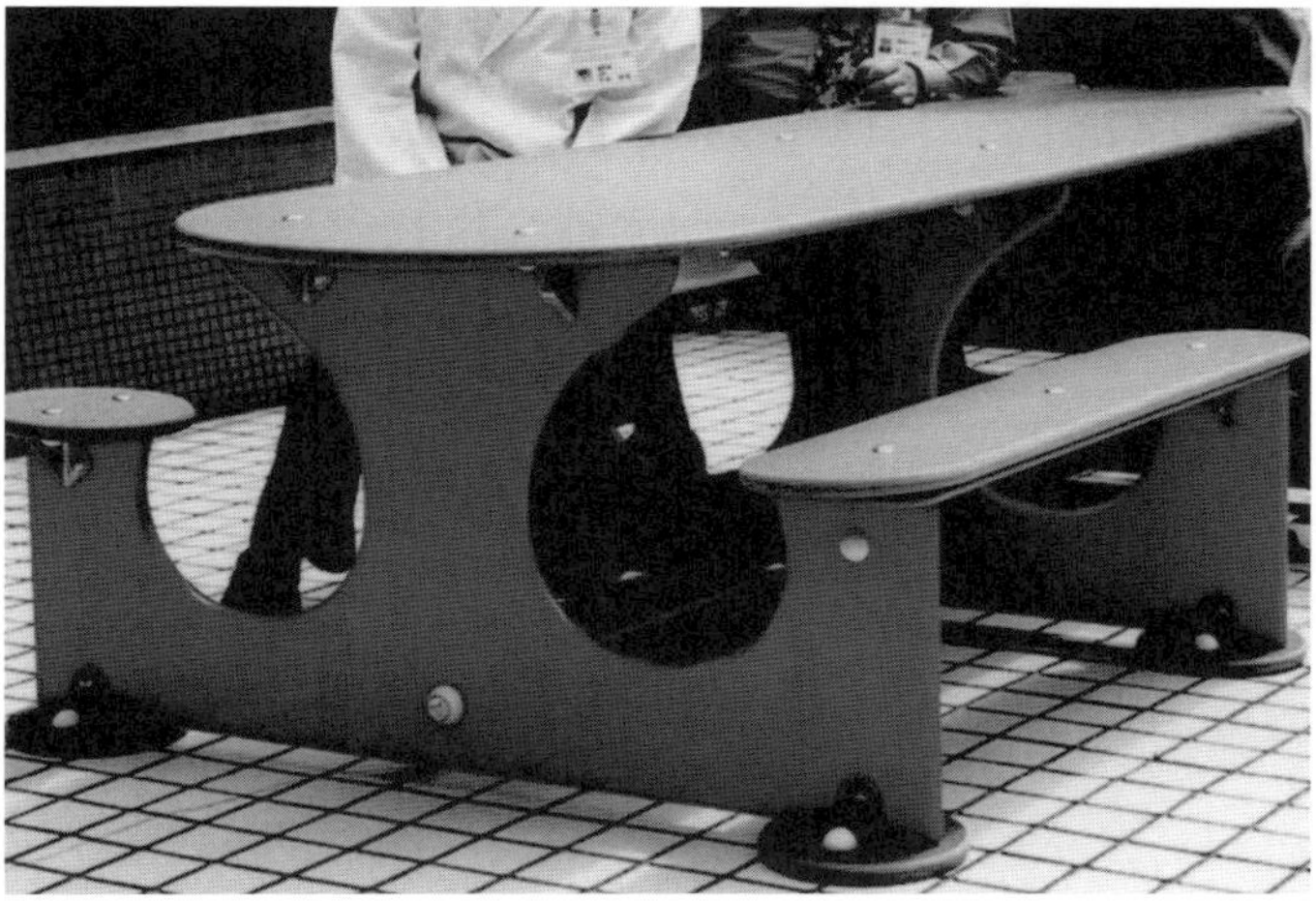

病院に寄贈したテーブル。片側は車いすでも入れる。

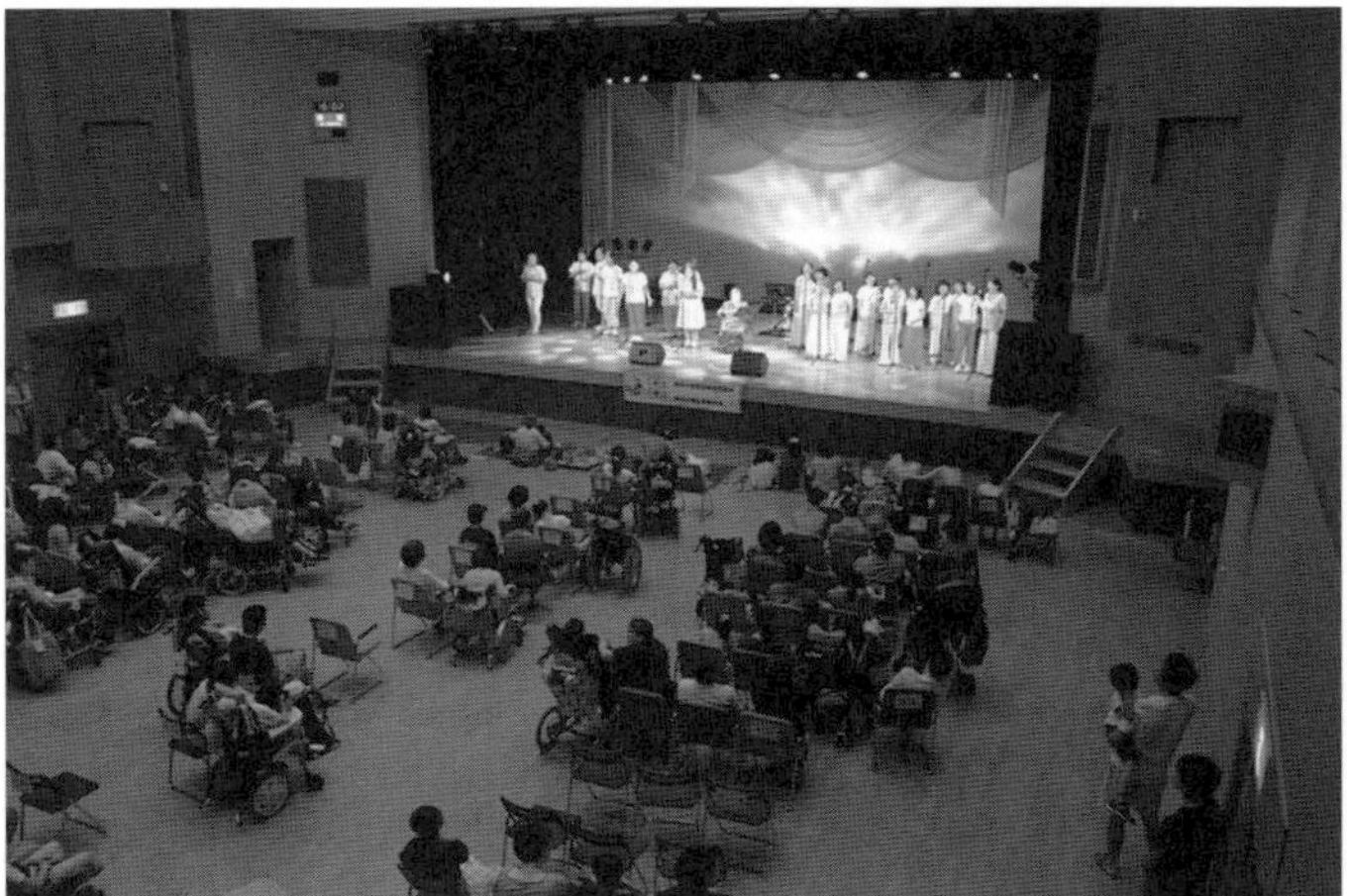

夏休みの恒例行事となった「ふれあいコンサート」。

こうして病院との関係が深まるにつれ、私は、ある光景が気にかかるようになっていきました。

小児専門病院は全国でもまだ数が少なく、大都市に集中しています。入院している患者のなかには、地方からやってきている子どもたちもたくさんいました。

そのため当時の病院でよく目にしていたのは、ロビーのソファや駐車場の車のなかで寝泊まりする親の姿です。その光景は、少しでも子どもの近くで待機をしたい親心と、毎日ホテルに泊まる経済的な余裕がない現実をあらわしていました。ただでさえ、子どもの病気で精神的なストレスを抱えているにもかかわらず、身体もゆっくり休めることができない。家族の大変さは、とてつもなく大きいものです。

今まさに、苦悩のなかにいる親子の支えになれないだろうか。

はるかなら、きっと「パパ、助けてあげて」と言うのではないだろうか。

何もする気が起きなかった私に、前を向く気持ちが芽生えた瞬間でした。

2003年、私は大学時代の友人を誘い、病児と家族を支える「NPO法人スマイルオブキッズ」を立ち上げます。はるかの死から5年後、私が45歳のときです。ここから平日の日中は仕事をし、平日の夜や土日にNPO法人の活動をするという日々がスタートしました。

病気と闘う子どもと、その家族を支えたい

NPO法人スマイルオブキッズが最初に取り組んだのは、院内コンサートです。闘病中のはるかは、病院で過ごすことを怖がっていました。そこで「入院中の子どもたちや家族が楽しめ、気晴らしになるようなイベントを開きたい」と考えたのです。

今でこそ「病院内で行われる音楽コンサート」は珍しくなくなりましたが、2003年当時はほとんど開催されていないのが実情でした。友人でピアニストの関孝弘さんや、スマイルオブキッズの理事でフォークバンドを組んでいた佐々木裕子さんたちグループに演奏をお願いし、院内コンサートを企画。医療関係者の研修会などで使われている講堂に40

〜50人の聴衆が集まりました。外来のない祭日に開催したため、聴きに来てくれたのは、入院している子どもたちとその家族、病院関係者です。ピアニストの関さんがショパンの曲を演奏し、佐々木裕子さんがフォークソングを歌います。生まれて初めてピアノやバンドの生演奏を聴いた子どももいたでしょう。不思議なもので誰ひとり泣きだすことなく、その音色にじっと耳を傾けていました。ご家族や病院職員の方々も、一曲終わるごとに、盛大な拍手を送ってくださいました。

スマイルオブキッズの活動は、いつも音楽と共にありました。はるかがお世話になった病院だけではなく、神奈川県外の病院や施設を訪問し、ピアノコンサートを行うこともあります。

また、毎年、横浜ラポールシアターで開催している、重症心身障がい児と家族のための「地域がささえるふれあいコンサート」は11年つづく夏休みの恒例行事です。

重症心身障がい児の多くは体を自由に動かすことが難しく、車いすで生活をしています。音楽ホールは、車いすのまま入れるスペースに限りがあり、あっても5台程度です。ところが横浜ラポールシアターでは、会場の席をすべて収容でき、フラットな状態にできます。「ここなら車いすの子どもたちにも、設備の整った音楽ホールで、プロの生歌や演奏を聴く経験をさせてあげられる」と考えたことが、「ふれあいコンサート」の始まりでした。

初年度は一回公演を予定していましたが、私たちの予想以上に人が集まり、音楽ホールに入れる150人を超えてしまいました。そこで翌年からは2日間3公演に拡大。ゴスペルシンガーであり、多くの著名なミュージシャンのボイストレーナーとしても有名な亀渕友香さんがスマイルオブキッズの活動に賛同してくださり、50人を超えるコーラスグループThe Voices of Japan（VOJA）のみなさんと一緒にソウルフルな歌を届けてくださいました。亀渕さんやVOJAのメンバーが舞台をおりて、子どもたちの近くで歌う場面もあり、会場は大盛りあがり。なかには、車いすで踊りだす子や、手を叩いてリズムをとる子どももいます。

あるとき、亀渕さんの歌声を上まわるくらい大きな声をだしたお子さんがいました。曲の間奏にさしかかると、亀渕さんが「お子さんも歌いたいのね。止めなくていいですよ。歌わせてあげて」とおっしゃったのです。のびのびと、子どもがしたいようにできる。まわりに気兼ねなく、純粋に音楽を楽しめるのが「ふれあいコンサート」の魅力です。

思うように体を動かせない子どもが、まばたきで応えたり、少し指を動かしてみたりと、普段とは違う反応を見せることがあります。その姿に驚き、感動される親御さんも多いのです。私たちは、このコンサートを通じて、いつも「音楽の力」「音楽を楽しむことのすばらしさ」を感じています。

長年にわたり「ふれあいコンサート」を支えてくださった亀渕さんは、2017年、天国に旅立たれました。現在は、亀渕さんの遺志を受け継いだVOJAのみなさんが、毎年このコンサートを楽しみに待っている子どもたちのために、歌を届けてくださっています。


また、院内コンサートと並行してスマイルオブキッズが着手した取り組みの一つに「病児のきょうだいを対象とした預かり保育」があります。

私は、病気の子どもを持つお母さん方による患者会に顔を出すことがよくあるのですが、そのような会に、病児のきょうだいを連れてくる方はたくさんいました。子ども向けではない大人の場に、小さな子どもを同席させることは、やはり大変です。会議の最中も、あちらでは赤ちゃんが泣き、こちらでは幼児がジュースをこぼし……という状況が生まれました。子連れのお母さん方は、なかなか会議に集中できません。一方、連れてこられた子どもたちも大人しく待っているだけではつまらないでしょう。そこで知り合いの保育士に声をかけ、預かり保育をする取り組みを始めました。会議は土日に行うことが多かったため、外来患者のいないロビーにマットを敷き、おもちゃを広げ、ボランティアスタッフにも手伝ってもらいながら子どもと一緒に遊びます。多いときには子ども10人に対して保育士をはじめとする5〜6人の大人が集まり、きょうだい児の遊びを見守りました。

子どもの治療に付き添う家族のための宿泊施設

院内コンサートも、きょうだい児の預かり保育も、みなさんからたいへん喜ばれました。しかし、病院のソファで寝泊まりをしたり、車中泊をされたりしている方々の現状は変わらないままです。

私がスマイルオブキッズを立ち上げた2003年の2年ほど前、公益財団法人ドナルド・マクドナルド・ハウス・チャリティーズ・ジャパンが、病気の子どもとその家族が滞在できる施設「ドナルド・マクドナルド・ハウス」を東京都世田谷区にある国立成育医療研究センターの近くに建設しました。「ドナルド・マクドナルド・ハウス」と時を同じくして、アフラック生命保険株式会社も、難病と闘う子どもと家族のための宿泊施設「アフラックペアレンツハウス」を東京都江東区につくりました。

はるかがお世話になった病院は神奈川県外からも多くの患者を受け入れている小児専門病院でしたが、周囲に宿泊施設はありません。バスや電車に乗れば宿泊場所は見つかりますが、体力的・経済的負担は大きなものです。

病院の近くに、家族みんなが安心して寝泊まりできる施設をつくりたい。

そう考えた私は、まず「ドナルド・マクドナルド・ハウス」や「アフラックペアレンツハウス」に、横浜での施設建設を相談しましたが、「東京と横浜の距離が近いこと」「次の建設予定地は大阪であること」などが理由となり、直近での建設は難しい状況でした。

そんなとき、病院の総長さんから「職員の佐伯トシコさんが、病院近くにある自宅の2階を改装し、入院患者の家族を泊めている」という話を聞きます。佐伯さんを紹介してもらい、詳しく事情をうかがうと、病院のロビーや駐車場で寝泊まりする家族の負担を少しでも減らしたいと、自宅に患者家族が宿泊できる部屋を3室つくり、十数名のボランティアスタッフ（よこはまファミリーハウス）で運営しているそうなのです。やはりご家族の需要があり、貸している部屋は常に満室とのこと。困っているご家族がたくさんいる現状に同じ課題意識を持った私たちは、一緒に「患者家族のための宿泊滞在施設をつくろう」と決意したのです。

2005年「滞在施設設立準備委員会」が発足。病院の職員や退職した医療関係の方々が所属している「アメニティー基金運営会議」と、佐伯トシコさんが中心となる「よこはまファミリーハウス」、そして私が立ち上げた「NPO法人スマイルオブキッズ」の3団体で構成される総勢20名ほどのメンバーで、宿泊滞在施設の設立準備に着手しました。

病院近くの県有地を無償提供していただけることが決まり、土地の問題はクリアできました。最大の課題は「施設の建設費用」です。建設費用に要するのは８５００万円。この金額をどう捻出するかという課題が私たちの前に立ちはだかっていました。

「チャリティコンサートを開いて、募金を集めよう！」

飲みの席で、友人のピアニストである関さんと盛りあがり、チャリティコンサートを開く計画を立てました。お酒の勢いもあったのでしょう。何を血迷ったのか、その場で２０００人も入るホールを予約してしまったのです！　そんな大勢を集めるイベントを企画したこともなかった私たちは、もう必死でした。

仲間が一緒に宣伝をしてくれました。病院の先生方も実に熱心に声がけをしてくださいました。マスコミにも数多く取りあげてもらい、おかげさまでチケットの売れ行きは好調。滞在施設設立準備委員会主催「初のチャリティピアノコンサート」は無事に幕をあけたのです。

チャリティコンサートにかけつけてくれたのは、私たちの活動に共感してくださった方々でした。医師や看護師をはじめとする病院関係者や、闘病経験のある方、入院しているお子さん、お孫さんをお持ちの方、新聞記事を読んで病気と闘う子どもと家族の現状を

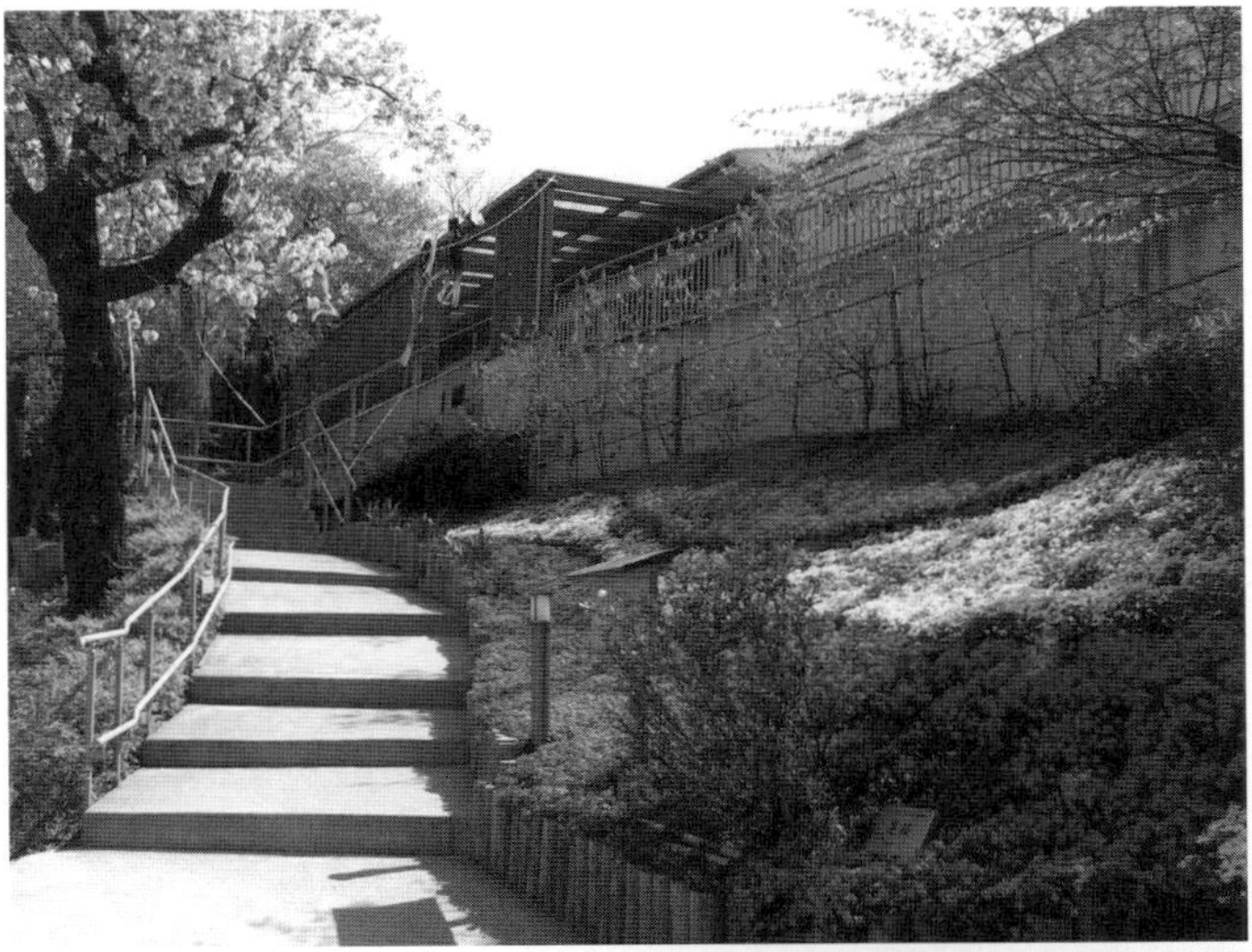

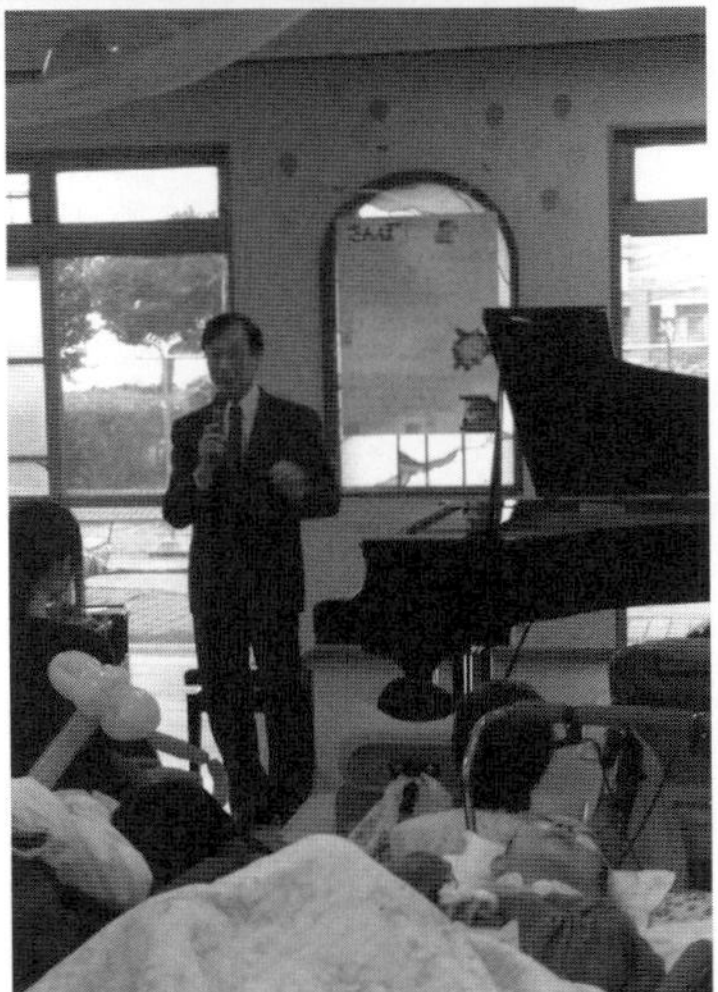

上／小児病院のすぐ近くに建つ「リラのいえ」。
下／病児やその家族に喜ばれた院内コンサート。

知り、関心を持ってくださった方もたくさんいました。クラシック音楽を中心にたっぷり2時間、迫力ある優雅なピアノの旋律に、みなが聴き惚れました。

優しい愛にあふれたチャリティコンサートは、たくさんの賛同と反響を得て、第2回、第3回と続いていきます。コンサートに足を運んでくださった方はのべ4000人。準備委員会発足から3年で、募金総額は3500万円にまで到達しました。しかし建設費用の目標額8500万円には、まだ5000万円足りません。

滞在施設の建設まであと5年ほどかかるだろうか。

そう思っていたとき、匿名の方から、なんと5000万円もの寄付が振りこまれたのです。あとからわかったことですが、その匿名の方とは、娘がお世話になった病院の元総長さんでした。「足りない額をすべて寄付します」と県に申し出てくださったのです。

病気と闘う子どもとその家族を支えたい。私が抱いていた想いは、もう私一人のものではありませんでした。

たくさんの方々の想いを受けて、2008年6月、病児とその家族のための宿泊滞在施設「リラのいえ」が誕生したのです。

「リラのいえ」は第二の我が家

神奈川県内初の小児がん拠点病院から徒歩5分の場所にファミリーハウス「リラのいえ」はあります。

病気と闘う家族の経済的な負担を少しでも軽くすること。そして精神的な支えとなることが「リラのいえ」の願いです。

子どもの入院期間中や通院での治療・検査期間中、低料金で家族一緒に宿泊することができます。プライバシーが守られる個室は8室。共同のキッチンやリビング、食堂、洗濯室、管理室が完備され、長期での滞在が可能です。外泊が認められた病気の子どもが両親と一緒に宿泊したり、「リラのいえ」から外来の治療や検査に通ったりすることもできます。また、ご両親が病気の子どもに付き添って病院に行っている間、プロの保育士にきょうだい児を預けることもできます。

子どもの看病のために毎日病院に通うことは、想像以上に過酷です。これから病状はどうなるのか。治療の効果は期待通りに出てくれるのか。親の仕事やきょうだいの生活はどうすればいいのか。不安や心配が尽きることはありません。場合によっては、お母さんが仕事を辞めなければならなかったり、ご家族の住む場所を変えざるを得なくなったりするケースもあります。

また病室には、面会者用の簡易椅子が置かれているのみで親は身体を休めることができず、長時間の看護によってお母さんお父さんは、身体的な疲れも抱えることになります。

「リラのいえ」を利用されていたお母さんが、こんな話をしてくれたことがありました。

「この施設を利用する前は、子どもの入院中、私はマンスリーマンションを借りて生活していました。病院の近隣に宿泊場所がないため、面会時間が終わった22時頃からバスや電車を乗り継いで、借りた部屋に戻る生活。着いた頃にはもう深夜です。食事をとる気力も残っておらず、コンビニで買ったおにぎりを無理やり口に入れて、ベッドに倒れこみます。心も体も悲鳴をあげているのに、熟睡できず、どんどん気持ちも沈んでいきました。

『リラのいえ』を利用するようになって、私は本当に救われたんです。『リラのいえ』に戻れば、管理人さんが『おかえりなさい』と迎えてくれます。その瞬間、どれだけ〝ほっ〟としたか。病院から近く、すぐに行き来できる利便性ももちろんありがたいのですが、私にとっては、誰かがいつも居てくれるということが心の支えになりました」

「リラのいえ」が目指すのは、帰ってきたときにほっと安心できる「第二の我が家」です。スタッフは、利用者に対して、家族のような気持ちで接しています。「いってらっしゃい」「おかえりなさい」と心をこめて挨拶をし、心地のよい適度な距離感を大切にしながら、利用者からの求めがあれば、いつでも何でも相談に乗ります。

特徴的なのは、部屋での食事を禁止し、食堂で食事をとるルールを設けていることです。次の利用者に食べ物の匂いを残さないようにと定めたルールでしたが、この決まりのおかげで、利用者さん同士の交流が生まれやすくなっています。食堂と言っても、そう広い環境ではありません。自宅のようなリビングに、2列の長机が置かれているだけです。広すぎない環境だからこそ、挨拶や会話が自然と生まれるようです。

キッチンで料理をすることもできます。入院しているお子さんの好物をつくって、病室に届けることを楽しみにしているお母さんもいます。

「冷蔵庫の鍋のなかに煮物があります。よろしければ召し上がってください」

「ありがとうございます」「ごちそうさまでした」「美味しかったです！」

利用者さん同士が自発的に書き残していく貼り紙も、「リラのいえ」の日常の風景です。


子どもの病気や障がいについては、「よほど親しい間柄の人にしか話せない」とおっしゃる方は多いです。そのため、病気の子を持つ親は、どうしても孤立しやすくなります。同じ病院に入院している子どもを持つ親同士が「リラのいえ」に集まることで、たとえそれぞれの子どもの病気や症状が違ったとしても、「うちだけではない」と心強く感じられるのではないでしょうか。似た境遇だからこそわかり合えることも多いものです。病室では話しにくいことも、「リラのいえ」に帰ってくれば、気兼ねなく語り合うことができます。

リビングに人がいる間は、何時であっても灯りを消さないのが「リラのいえ」管理人のルールです。肩を寄せ合うようにして夜遅くまで話しこむお母さん方の姿を、私もよく見かけます。お母さん同士、ご家族同士、語り合うことで孤独が和らぎ、明日からの闘病生活を乗り越えていく力にしてもらえたら――そんな想いで私は今も、月数回は泊まりの当直を務めています。

退院後、定期検診のために病院を訪れた子どもやご家族が、「リラのいえ」に元気な顔を見せにきてくれることもあります。

「あのとき、この場所があって本当によかった」「リラのいえは、第二の我が家です」

そう言っていただけるのは、ボランティア冥利に尽きること。少しずつ成長していくお子さんたちの姿を見られることは、私たちスタッフにとって大きな喜びです。お父さんお母さんの顔つきが晴れやかになり、たくましく変わっているのを見ると、安堵と嬉しさがこみあげてきて、胸がいっぱいになります。

「リラのいえ」５つの基本方針

1．患者と家族の立場に立って運営する
2．利用者に負担の少ない安い利用料で運営する
3．安全で衛生的で快適な施設を提供する
4．個々のプライバシーを大切にする
5　滞在する家族同士が支えあう場所を提供する

忘れてはいけない、きょうだいの思い

「病気の子どもと、その家族を支えたい」とスタートさせたスマイルオブキッズの活動ですが、取り組みを進めれば進めるほど、病気の子どもの〝きょうだい〟が置かれている状況の深刻さに気づかされます。

日本では、きょうだい児の入室を禁止している病院がほとんどです。そのため、両親が病気の子どもを見舞っている間、きょうだいは、祖父母の家や保育室などに預けられることになります。

明日の朝起きたとき、ママはいるだろうか。きょうだい児もまた、そんな不安や寂しさと共に日常を過ごしているのです。夏休みに家族でキャンプに出かけたり、送り迎えが必要な習い事に通ったり……同年代の子どもと同じような体験ができないことに悲しさを感じるきょうだい児もいます。

また、両親や祖父母が抱える不安やストレスが原因で家庭内に響く不協和音を、子どもは敏感に感じとっています。子どもの病気をきっかけに一致団結する家族がいる一方で、お互いに手を取り合うことができずにバラバラになってしまうケースも少なくありません。家庭のピリピリとした雰囲気を察しストレスを感じたり、生活スケジュールや環境を変えざるを得なかったりと、きょうだい児に与える影響はとても大きいものです。

スマイルオブキッズでは、発足当初からきょうだい児のサポートを視野に入れてきました。病気の子どもと家族のための宿泊滞在施設「リラのいえ」では、きょうだいの滞在・宿泊が可能なのはもちろんのこと、日中の預かり保育も行っています。実は、同様の宿泊施設で、きょうだい児の預かり保育を手がける場所はほとんどありません。しかし、私たちはプロの保育士を雇ってでも、預かり保育をしたいと考えました。きょうだい児のケアをすることは、家族が前向きに子どもの病と向き合っていくうえで欠かせないことだからです。

預かり保育中は、専門の保育士がつきっきりで遊びます。きょうだい児が抱えるストレスを思いきり発散させること、年齢に応じた成長を支えることを念頭に、その子のためだけの時間を過ごします。

きょうだい児に「リラのいえで過ごすのは楽しい」と思ってもらえたら、親は幾分か安心して病院に出かけられるでしょう。きょうだいの笑顔を引き出すことは親の笑顔をつくることにつながると、私は考えています。

長女の涙と私の後悔

病気の子のきょうだいについて考えるとき、私自身の経験を振りかえらずにはいられません。

はるかには3つ上のお姉ちゃんがいます。はるかの入院期間はそう長くはなかったものの、やはり寂しい思いをさせたこともあったと思います。私が仕事に行き、母親が病院に出かけている間、祖母と一緒に過ごしてもらったり、遊びに行ったお友達の家で待っていてもらったりすることもありました。

幼いながらに、家族の関心が病気のはるかに向けられていることを敏感に感じていたでしょう。「なぜ、はるかだけ？」と思わせてしまったかもしれません。姉妹で遊んでいるときに「お姉ちゃんなんだから、おもちゃを譲ってあげなさい」と私が言ったこともあり、今にして思えば、そのような対応は申し訳なかったと思います。

何よりも悔やんでいるのは、はるかの生前、妹の病気についてきちんと伝えられなかったことです。

長女には、「はるかの頭のなかにおできができて、それをやっつけるために治療をしているんだよ」と伝えていました。はるかが重い病気であることは、むしろ悟られないように気を配っていました。そして、はるかの自発呼吸が止まる事態に直面して初めて、「はるかが亡くなってしまうかもしれない」と伝えたのです。

「なんで、もっと早く教えてくれなかったの?」

長女は泣いて怒りました。もっと前に教えてくれていたら、はるかのためにできることがあったかもしれないのにと、考えていたようでした。

はるかの病気のことは、お姉ちゃんに気づかれないように。はるか自身にも悟られないように。真実を語ることを先送りにしていたわけですが、その考えは間違いだったのかもしれません。本当は、もっと早い段階で長女に話をしておくべきだった。少しでもお別れの準備ができるように時間を与えるべきだった。このことは、私の深い後悔となりました。

どこまで病気の状況を詳しく伝えるかは、本当に難しい問題です。子どもの年齢や性格、きょうだいの関係性、病気の進行状況にもよるでしょう。

ただ、「子どもだからわからないだろう」「子どもだから耐えられないだろう」と決めつけて、きょうだいを蚊帳の外に置くようなことは避けなければなりません。きょうだいの子どもらしい生活を奪わないように配慮しながらも、家族全員で一緒に考えていくこと。病気の子も、きょうだいも、同様にケアしていくことが大切だと感じます。

子どもが生まれてきた意味

はるかは、なぜ私たちのところに生まれてきてくれたのだろう。

小さな命は、私たちに何を伝えようとしたのだろう。

はるかが亡くなってから私は、そのことを考え続けていた気がします。

人は誰しも、たとえ短い命であったとしても、なんらかの使命を携え、生まれてくるはず。せっかく、この子の親になれたのだから、この子が果たしたかった使命を探して、叶えてやりたい。そして、私なりにできることを精一杯やることが、はるかの供養になり、娘の命を継いでいくことになる。いつしか私はそう思うようになりました。

はるかがお世話になった病院に恩返しをしたいと思ったことから、すべては始まりました。そこから「病気の子どもと、その家族を支えたい」という願いが生まれ、NPO法人スマイルオブキッズの活動がスタートし、患者家族のための宿泊滞在施設「リラのいえ」が誕生しました。そしてその活動から波及するかたちで、現在取り組んでいる「横浜こどもホスピスプロジェクト」へとつながっていきます。

何かに背中を押されるように、ここまで走ってきました。

「もうやめようか」と思ったことも、目の前に大きな壁があらわれて「今回ばかりは無理だ」と感じたことも、正直あります。ですが、そのたびに、大切な出会いがありました。いつも誰かが手を差しのべてくれ、不思議と道がひらけていったのです。

「パパ、あともう少しだよ。頑張って！」

はるかが、いつもそう言って、応援してくれているかのようでした。

病気の子どもと、その家族を支えること。医療や介護、福祉、教育制度の狭間で支援を受けられないでいる、限りある命の子どもたちを支えることは、はるかが持って生まれた使命だったのかもしれません。

はるかは私に、どんなに短い命でも、愛し愛されるべき大切な命であるということを教えてくれました。はるかが生まれてきてくれた意味をかみしめながら、私は今日も夢に向かって歩んでいます。

コラム2

「小児緩和ケア」について考える

◆「大人の緩和ケア」と「子どもの緩和ケア」はどう違う？

ＷＨＯ（世界保健機関）では緩和ケアについて「生命を脅かす病に関連する問題に直面している患者とその家族のＱＯＬ（クオリティ・オブ・ライフ：生活の質）を、痛みやその他の身体的・心理社会的・スピリチュアルな問題を早期に見出し的確に評価を行い対応することで、苦痛を予防し和らげることを通して向上させるアプローチである」と定義しています。

緩和ケアには、痛みやつらい症状を和らげて生活の質を高めることに加え、「死にゆくことを自然な過程と捉える」「患者が最期までできる限り能動的に生きられるように支援する」「患者と家族のニーズに応えるためにチームアプローチを活用し、必要に応じて死別後のカウンセリングも行う」などが含まれ、診断がおりた直後から早期に提供されるべきものとされています。

小児緩和ケアにおいても、これらの根本の思想や概念に変わりはありません。

緩和ケアにおける大人と子どもの違いは、子どもは大人よりも日々の発達の度合いが大きく、まさに成長過程にあるという点です。そのため、小児緩和ケアにおいては「病気の子どもの発達や成長を支えること」「年齢相応の毎日が送れるようにサポートすること」がより大切になります。

「身体を自由に動かしたい」「遊びたい」「勉強したい」「学校に復学したい」「きょうだいとかかわりたい」「入学式・卒業式に参加したい」など、子どもの願いはさまざまです。当然、一人ひとりの希望や症状にあわせたケアが求められます。しかしながら、言葉を発することができない乳幼児はもちろん、子どもの多くは自分の本当の気持ちを伝えるコミュニケーションスキルを持ち合わせていません。医療者や家族が、子どもをよく観察し、気持ちを推し量っていくことが必要と言われる所以です。子どもが自分らしく主体的な存在であり続けるには、ケアを行う側が先入観で決めつけたり、大人の都合で判断してしまったりせず、子どもの思いや視点に立つことが何よりも大切になります。

小児緩和ケアは日本ではまだ日が浅く、世界から遅れていると言わざるを得ません。2014年にWHOが発行した緩和ケアに関する「World Atlas」では、日本の成人緩和医療は最高水準レベルにある一方、小児緩和ケア医療分野は4段階の下から2番目のレベルに留まっていると示されました。日本の小児緩和ケアは病院が中心となって行われてきたものですが、サービスが行き届かない部分は「こどもホスピス」が担っていくことで小児緩和ケアの充実に貢献できるのではないかと考えています。

◆心肺蘇生や看取りの問題

大人と比較し、「子どもの死」はより想定されにくいものです。誰しも、子どもは日々成長し、やがて成人に育っていくものだと考えています。なかには、子どもの死を意識させる緩和ケアそのものを受け入れがたいと感じる人もいます。

東京慈恵会医科大学の小児科医である柳澤先生は、「小児医療において『看取りの場所を決めること』や『呼吸停止となった場合に心肺蘇生をどこまで行うのかを議論すること』は、家族にとっても医療者にとっても感情的には困難な事柄ではあるが、非常に重要である」とおっしゃいます。事態が起こるまで議論を先延ばしにしたい親の気持ちは、私にもよくわかります。しかしながら、子どもの急変を目の前に大事な決断をしなければならない事態はできるだけ避けるべきです。

急変時、普段診療に従事しない医療スタッフが初期対応にあたるかもしれません。心肺蘇生についてはっきりとした親の意思表示がない場合、家族の真意にそぐわない対応がなされる可能性も十分考えられます。

柳澤先生はこう続けます。

「心肺蘇生の対応について事前に両親と議論することができれば、医療者は蘇生方法の違いによってその後の状態がどうなるのか、詳しく丁寧に説明することができます。あらゆる事態を想定したうえで、最善の方法を選択することができるのです。もちろん、一度決めたことであったとしても、子どもの状況や時期を見ながら、検討し直していくことができます。私が担当した患者さんの事例で、『呼吸停止になっても気管挿管はしない』と決められていたご両親が、お子さんが小学校入学目前で急変したために、『なんとか入学式に参加させたい』と意向を翻され、結果的に挿管を行ったというケースもありました」

残された時間をより豊かなものにするためにも、家族が大きな後悔を生まないためにも、医療者と信頼関係を築き、継続して話し合うことの大切さを感じます。

◆子どもにかかわるすべての大人でチームを組む

小児緩和ケアは一部の専門家によってのみ行われるのではなく、「多職種からなるチームで一丸となって支援されるべきもの」だとされています。

たとえば、病院での診療体制においても医師や看護師、薬剤師、心理療法士、栄養士などが連携し、横断的に取り組んでいる医療機関もあります。また、欧米では子どもと家族をトータルにケアできる視点や能力の高い看護師がチームリーダーを担うケースも増えています。

小児緩和ケアに対応するのは病院だけではありません。学校や地域の保健センター、家庭支援施設、在宅医療に対応する事業者、そして私たちが立ち上げようとしている「こどもホスピス」などの民間施設が連携していくことにより、よりよいケアが可能になります。

命を脅かされた子どもは、「病院」か「自宅」か「こどもホスピス」か、どれか一つの場所を選択しなければならないように思われますが、そうではありません。ある時は病院で、ある時は自宅で、ある時は学校で、ある時はこどもホスピスで、希望や必要に応じて過ごしていくことが可能なのです。その選択肢が多く、いつでも自由に選ぶことができるというのがいちばん望ましい社会なのではないかと個人的には思います。

子どもを取り巻くすべての人が情報を共有し合い、医療・福祉・教育・地域が連携して小児緩和ケアに取り組んでいくことで、QOL（生活の質）を格段に高めることができます。それは子どもの「生きる力」を伸ばすことにもつながるはずです。

柳澤先生からうかがったエピソードで印象的な話がありました。命を脅かす病を患い、身体に麻痺が残ったものの、無事に成人したある男性が、職に就きたいと思ったときのことです。

「○○くんの病状では、□□の業務はできますか？」「○○くんは温度調整が苦手だと聞いたのですが、紹介先の仕事場ではどんなリスクが考えられますか？」

ハローワークの職業紹介の方が、何度も病院に電話をかけ、熱心に尋ねてくださったそうです。病状をふまえて職を斡旋してくださったおかげで、働くことは困難だと考えられていたその男性は契約社員として就職を果たしたのでした。さらには働きぶりが認められ、正社員に登用されるまでになったのです。

定期診察の際、以前よりもしっかりとした自信にあふれる態度でいきいきと話すその男性を見て、柳澤先生は、かかわってくださる方の支援の重要性を実感したといいます。

この出来事は、私たちに「医療者でなくても、子どもたちのためにできる支援がある」ことを教えてくれます。

第三章

限りある子どもの命と精一杯向き合った家族たち

忘れられない医師の言葉

「我が子が病気になる」という悲しい現実に直面した親たちが、医療関係者からの不用意なひと言や心無い対応に傷つけられることは、残念ながら少なくありません。はるかと同じ「小児脳幹部グリオーマ」で5歳の息子さんを亡くした杉山真紀さんも、その一人です。

真紀さんが、次男である航平くんの異変に気づいたのは、航平くんが4歳だった2012年の冬。何もないところで転んだり、食べ物をよくこぼしたり、もうしなくなっていたお昼寝をするようになったり……「おかしいな」と違和感を覚えることが増えていったと言います。

ただ、その年の冬に両家の祖父母が相次いで亡くなり、夫婦の実家をバタバタと行き来する生活だったこともあり、「いつもと違う毎日で疲れているのかな」と真紀さんは考えていました。

ところが年末から年始にかけてのわずか2週間で、航平くんの症状は急激に変化します。うまく歩くことができない。以前は走るように登り降りしていた階段を降りられない。遊びに行った公園の滑り台やブランコで遊ぶことができない――。

脚の筋肉に異常が起きているのかもしれない。そう考えた真紀さんは、公園で遊ぶことができなくなった日の午後、航平くんを病院へと連れて行きました。すると医師は大学病院への紹介状を書きながら、「なんで午前中に来なかったの⁉　すぐに大学病院に行ってください」と告げたのです。

大学病院でCTとMRI検査をし、わかったことは、航平くんが「小児脳幹部グリオーマ」に侵されているということでした。

告知を受けたとき、航平くんのお父さんが医師に尋ねました。

「航平がこの病気になったのは、何か原因があるんですか？」

主治医とは別の年輩の医師が、こう答えました。

「いえ、何かコレという原因があるわけではありません。ただ、〝アンラッキー〟だったということです」


真紀さんは、耳を疑いました。アンラッキーという言葉が、何度も頭に浮かびます。この医師は「小児脳幹部グリオーマの原因は特定できない」と強調したかったのかもしれません。それでも、〝ただのアンラッキー〟という言葉はあまりにもその場にそぐわないものでした。

「先生にとって航平は、たくさんいる患者の一人かもしれない。でも私にとっては何にもかえられない大切な息子です。家族にとって息子の命はとても重いんです。アンラッキーという言葉はあまりにも軽すぎると思いました」

航平くんが通っていた病院では、治療当初から心理士がつき、家族のケアを丁寧に行ってくれました。航平くんの退院時や亡くなったあとも、「いつでも病院に来てください」

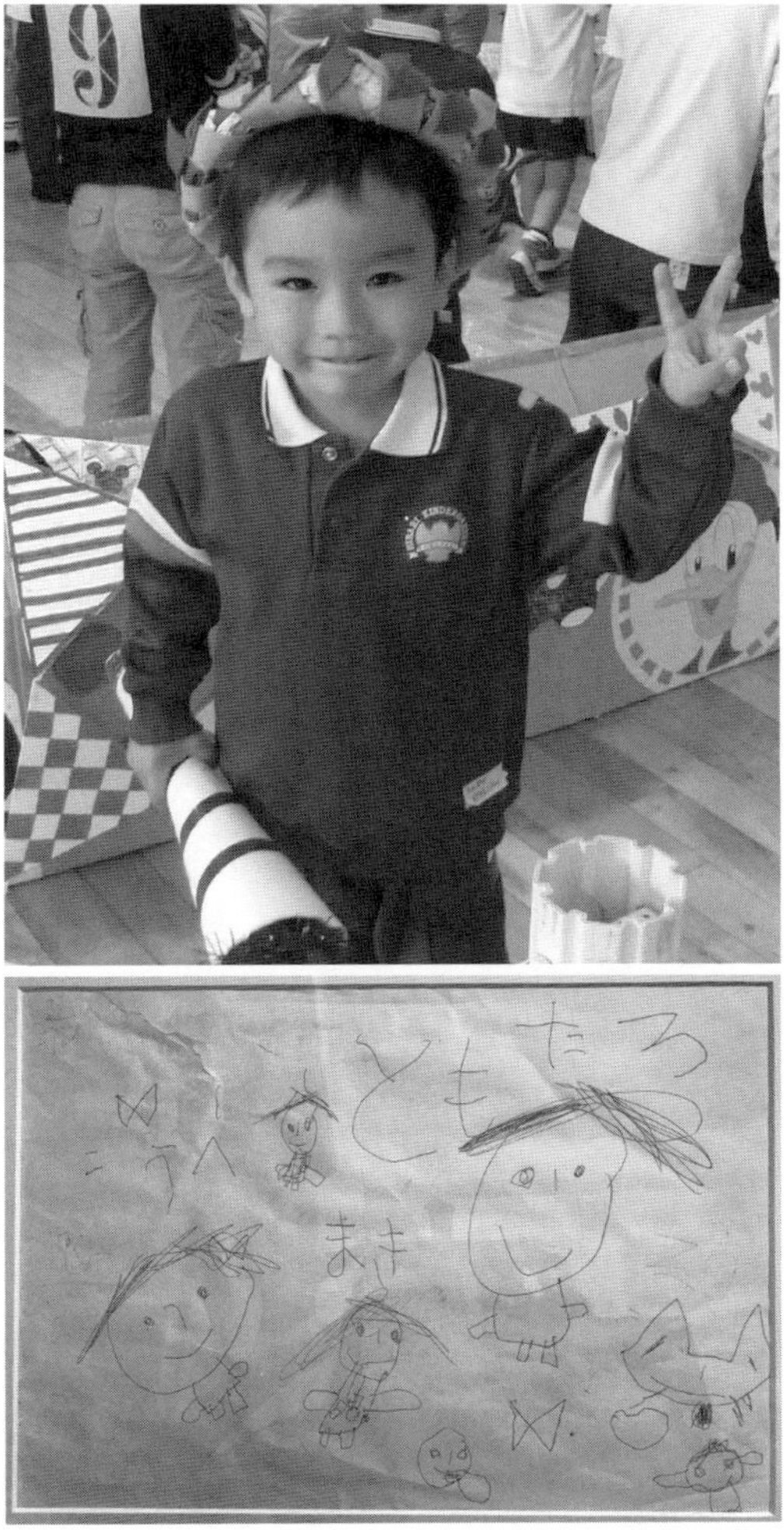

写真の航平くんはいつも笑顔。絵を描くのが大好きで、お絵かき帳に家族の絵を描いた。4人家族を証明する大切なもの。

と声をかけてくれたそうです。主治医の先生も家族の希望を叶えることを第一に考え、きょうだいの個室への入室を許してくれるなど柔軟な対応をしてくれました。真紀さんもご家族も、病院に対して感謝こそあれ、恨む気持ちはありません。「この病院でよかった」とも感じています。

しかし、真紀さんは忘れないのです。航平くんが亡くなって5年以上経った今も、最初に訪れた病院で医師から問われた「なんで午前中に連れてこなかったの？」という言葉や、病名告知のときに使われた「アンラッキーだった」という言葉がずっと胸に残っているのです。

真紀さんは、こう語ります。

「患者会で、お母さん同士で話をすると、医師の言葉や病院の対応に傷つけられた方が、実はとても多い。この病院だから対応してもらえなかったとか、あの病院に行けばよかったとか、子どもの一大事を、運で左右されているようでショックでした。子どもの死という結果は同じでも、亡くなるまでの時間をどう過ごすかによって、その後の家族の生き方は大きく変わります。適切な支援が受けられなかったり、医療関係者からの言葉に傷つけられたりして、悲しい思いをする人が一人でも減ることを願っています」

坊主頭になったお兄ちゃん

航平くんには2歳年上のお兄ちゃんがいます。まるで友達のようによく遊ぶ、仲のいい兄弟でした。入院中は弟の病気を心配していたお兄ちゃんでしたが、放射線治療を終えた弟が自宅に戻ると、病気は治ったと勘違いをした様子だったそうです。小学校から帰ってきても、ランドセルを置いてすぐにお友達の家に出かけて行ってしまうことがよくありました。

弟と過ごせる日々も残りわずか。もっと一緒にいてほしい。そう感じた真紀さんは、お兄ちゃんに伝えることにします。

「あのね、航平ね、お空に行っちゃうかもしれないの」

お兄ちゃんは、何も言いませんでした。ただ、学校から帰ったあと、お友達の家に行こうと飛び出していくことはなくなりました。

病気が発症して9カ月が経ち、航平くんは水頭症を患います。脳のなかにたまった水を抜く手術をするために、髪を剃らなければなりません。航平くんは、生まれて初めて坊主頭になりました。

「航平、坊主頭がぜんぜん似合わないね〜」と話していると、お兄ちゃんが突然「僕も、坊主になる!」と言いだします。バリカンなんて使ったことがなかった真紀さんは、やり方がわからず、刈りすぎてしまいました。おそろいの坊主頭になった二人の息子を笑いながら写真におさめたことを覚えています。

「二人して坊主になったのは航平が亡くなる一週間前。だからお葬式も、兄弟で坊主頭だったんですよ」

航平くんの身体は、日ごとに弱っていきました。話せなくなり、歩けなくなり、自分で体を動かすことが難しくなり、最後は食べ物を飲みこむことが困難になっていきました。真紀さんは在宅での看病を希望していましたが、ゼリーのような柔らかい食べ物でも誤嚥の可能性がでてきたことから、「病院で点滴による栄養摂取に切りかえよう」と入院することになったのです。

最後のときは、突然訪れました。病院に入院した日の夜、容体が急変したのです。航平くんのお父さん、お兄ちゃんも病院に駆けつけます。航平くんは目を閉じ、酸素マスクをして、たくさんの管につながれていました。病室に鳴り響く、ピコピコという電子音が、航平くんの生命を伝えていました。

その夜、病院のベッドで、真紀さん、航平くん、お兄ちゃんの3人で寝ました。ベッドのスペースが足りず、航平くんのお父さんは同じベッドには乗れませんでしたが、隣りのソファに横になり、家族そろって同じ時間を過ごしました。真紀さんとお父さんは横になるだけでしたが、お兄ちゃんは眠ったようでした。

そして2013年10月4日の明け方、航平くんは旅立ちました。享年5歳でした。

「良かったのか悪かったのかわかりませんが、お兄ちゃんは航平が亡くなるときもそばにいて、すべて見ていたのです。一緒にお化粧をして、体も拭いて。お兄ちゃんといっても、まだ小学2年生ですから、大人でさえ乗り越えられない航平の死を受けとめるのは大変だったと思います。

航平が亡くなってからも、『なんで航平が死ななきゃいけないんだ！』『友達の弟は元気なのに、どうして航平は死んじゃったんだ！』と悲しみや戸惑いを私にストレートにぶつけてきました。私も同じ気持ちです。この平和な時代に子どもを亡くす経験をしている人なんてまわりには誰もいない。子どもと接する機会が多い長男はなおさら、『なんで弟だけが……』と思ったことでしょう」

真紀さんにとって、航平くんの死という同じ悲しみを抱えた長男は、同志のような存在です。

「これ、航平が好きだったよね」「あのとき、航平は○○って言ってたね」

日常のさまざまな場面で航平くんの想い出を語り合ってきました。航平くんの名前を口にすればするほど、心の傷が癒されていくような感覚が二人にはありました。

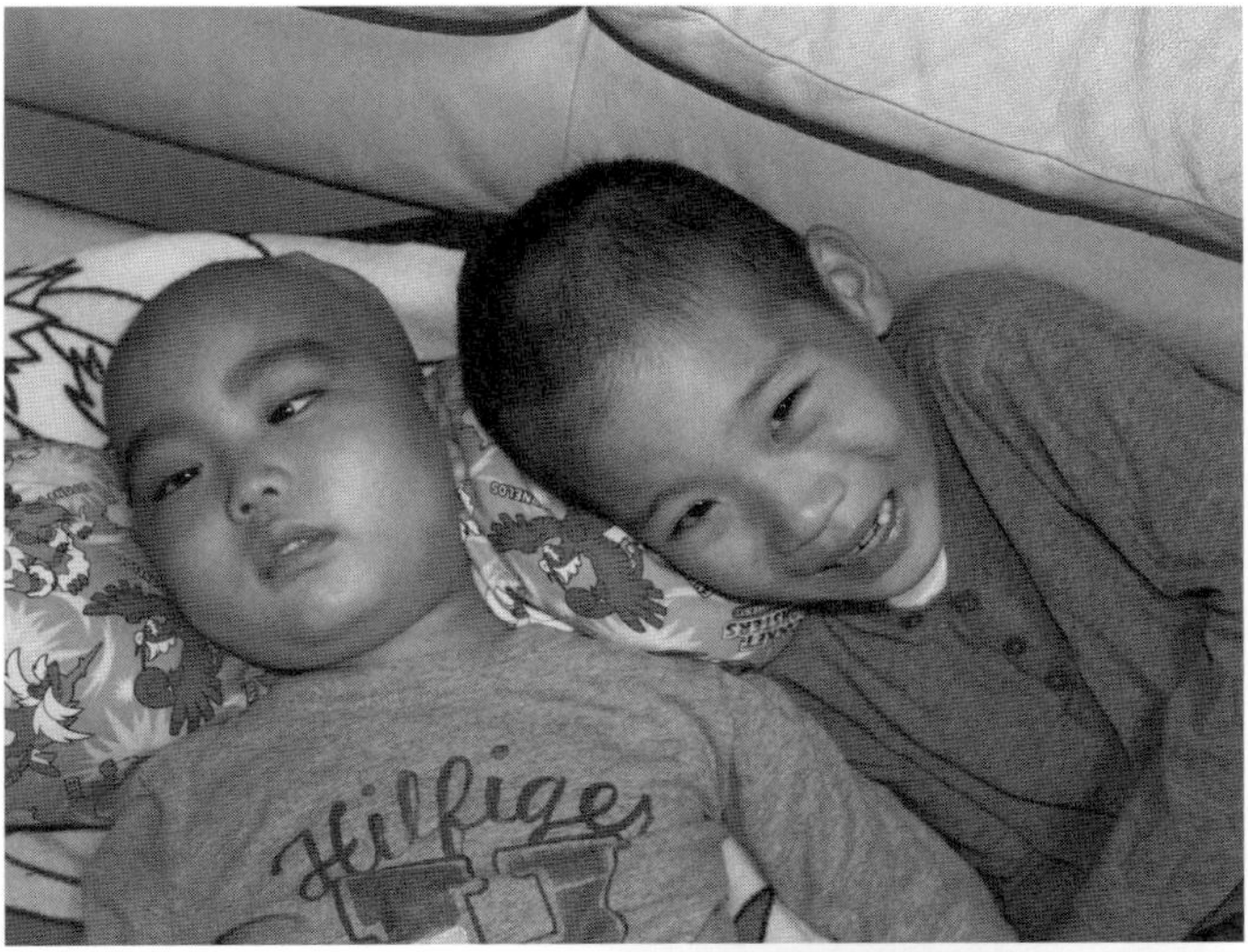

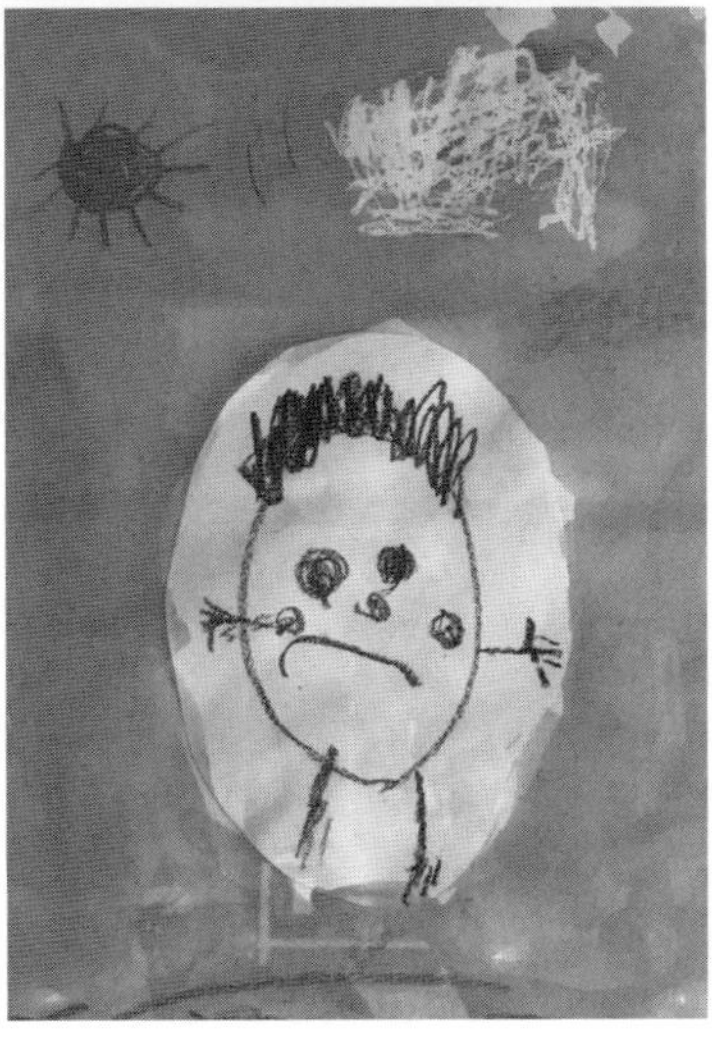

上／亡くなる1週間前。長男が弟の真似をして坊主頭に。
下／幼稚園年少のときに描いた最初で最後の運動会の絵。

あるとき真紀さんは、お兄ちゃんを患者会の集まりに連れていくことにします。

「患者会に参加するようになって、私自身、とても気が楽になったんです。他の人には話しづらいことも、ここでなら気兼ねなくしゃべることができますから。何より共感できる・共感してもらえる人の存在が心強かった。だから、長男を患者会家族の集まりに連れて行こうと思いました。きょうだい同士で話すことで、きょうだいを亡くしたのは自分だけじゃないと感じられたようで、少し心が落ち着いたように見えました」

次男としての生きた証

真紀さんにとって第一子であるお兄ちゃんは、妊娠を待ちわびて生まれた待望の子どもでした。長男は、「子どもがいない人生」から「子どもがいる人生」へと変えてくれました。「母になれたこと」の喜びをかみしめた真紀さんは、長男にきょうだいをつくってあげたいと願います。そして2年後に航平くんが誕生。お兄ちゃんの赤ちゃん返りに苦戦しながらも、徐々に兄弟の仲が深まっていきました。小さなお兄ちゃんが弟に威張ってみせたり、弟がお兄ちゃんに追いつこうと背伸びをしたり。二人仲良く並んで遊ぶ可愛らしい姿を見られることは、真紀さん夫婦の幸せでした。

「航平が亡くなってから、次男って立ち位置が曖昧なものだなあと思うようになりました。第一子である長男は、弟が亡くなっても、世間的には「長男」と呼ばれます。昨年、我が家に女の子が生まれたのですが、病院では第三子と書かれました。でも日常の会話では「長女」と呼ばれます。本当は三人きょうだいなのに、何も知らない人から見たら「長男と長女の二人きょうだい」で違和感がないのです。もし三男がいれば、『ああ次男がいたんだなあ』とその存在を証明できるけれど、三男のいない次男はなかったことにされてしまう。次男が生きていた事実が消えてしまう気がして寂しいのです」

真紀さんは、「あまりわかってもらえないことかもしれないけれど」と前置きしたうえで、「航平は今も家族のそばにいる」と語ります。

当たり前のように航平くんの話題があがる食卓。何かをきっかけに思い出される航平くんの姿。そこに悲しい雰囲気はありません。真紀さんが、お父さんが、お兄ちゃんが、そしてきっとこれから育っていく幼い妹が、航平くんについて語っていくことで、次男の存在は家庭のなかにあり続けるのです。

「病気になって自宅で過ごす時間が増えたこともあり、航平は、私の相談役でした。お兄ちゃんを怒りすぎたときに悩みを聞いてもらうこともありました。私の言動を見て、『ちょっと言い過ぎてたよ』とか、『あんまり怒るとお兄ちゃん悲しむよ』といつも声をかけてくれた。体を動かせなくなり、声をだせなくなってからも、座椅子からジェスチャーで、ときには表情で、伝えてくれていました。だから、今でも私がお兄ちゃんに注意をしたりしていると、航平の顔が目に浮かぶんです。『ああ、今言い過ぎたな。航平、見ているかな』って。もちろん航平がいなくなったことは悲しいし、会いたくてたまらないけれど、航平が残していってくれたものは確かにここにあります。航平は、病気とは無縁の生活をしていた私たちに、これまで気づかなかったたくさんのことを教えてくれました。航平の病気のおかげでとは言いたくないけれど、母として、人として、私も少しは成長できたのかなと感じています」

世界がひっくり返った日

我が子の死は、受け入れられるものでも、乗り越えられるものでもありません。苦しみや悲しみに順位をつけることはできませんが、子どもの死は、この世で最もつらく、残酷なことなのではないかと思うときがあります。

これまでの人生で味わったことのない喪失感を抱きながら、子どもが亡くなったあとも、親たちは生きていかなければなりません。

そのとき、親の支えとなるのが、子どもとの想い出です。特に、子どもが病気を患い亡くなるまでの最後の期間によい記憶を残すことが、親が力強く生きていく原動力になると言われています。

「娘が亡くなるまでの半年間、思いつくかぎりのことはすべてやった。ベストではないけれどベターだったと思えた。その記憶が私を支えてくれるのです」と語ってくれたお母さんがいます。「小児脳幹部グリオーマ」の患者会を通じて知り合った谷畑育子さんです。

育子さんが、長女である瑠璃ちゃんの異変に気づいたのは、2011年の夏。瑠璃ちゃんが3歳のときでした。大好きな幼稚園に行きたがらず、トイレの間隔もなんだか空いている。とにかく機嫌のわるい日が続きました。当時は、東日本大震災の影響で節電が行われていた時期。「暑くて機嫌がわるいのかしら」と思いつつも、当時1歳だった弟の面倒をみながら、不機嫌な長女の対応をすることは難しく、娘の言動にいらだってしまうこともあったといいます。

しばらくすると、瑠璃ちゃんの目に斜視があらわれます。眼科に連れて行くと「子どもが短期間で寄り目になるのは珍しい」とのことで、小児の総合病院を紹介されました。しかし初診は2カ月待ち。その間も、どんどん斜視はひどくなります。幼稚園の先生からも「足取りがおかしい」と報告を受けるようになりました。再度病院に問い合わせると、運よくキャンセルが出たとのことで、2週間後に受診できることになりました。

初診を待つ間、育子さんはインターネットで「斜視」「尿がでない」などのキーワードを検索し、瑠璃ちゃんの症状の原因を突きとめようとしました。複数のページを閲覧するなかで目にしたのは、小児脳幹部グリオーマの闘病記を綴った、ある男の子のお母さんのブログです。

まさかね。うちの子にかぎって、こんなドラマチックな病気にかかるはずがないよね。嫌な予感を振り払いながら、育子さんは検査の日を待ったのです。

病院でのMRI検査の結果、神経内科の先生から「脳腫瘍が見つかりました。詳しいことは主治医からお話しします」と告げられます。瑠璃ちゃんのお父さんは「脳腫瘍なら大丈夫。手術すれば治るのだから」と思っている様子でした。ただ、小児脳幹部グリオーマについて書かれたブログを読んでいた育子さんは、「もしもあの病気と同じだったら、手術はできない」と知っていました。

「主治医から病名を告げられたとき、まっさきに思ったのは、〝違和感の正体はこの病気だったのか〟ということでした。妙に腑に落ちてしまったのです。『なんで機嫌が悪いのかな』『なんでお友達と遊ばなくなっちゃったのかな』とずっと考えていましたから。先生の説明を聞いている間、まるで内臓をぎゅっと触られているようでした。それは後にも先にも体験したことのない感覚でした。

でも、ドラマみたいに泣き叫んだり、崩れ落ちたり、意外とできないものです。きちんと椅子に座って、先生の話を冷静に聞いていたのを覚えています。幽体離脱をして自分で自分を俯瞰して見ているようでした。もしかしたら、真正面から受けとめることが怖かったのかもしれません。向き合ったら、自分が壊れてしまいそうで。

先生から病名を告げられたあの日、間違いなく、私の世界はひっくり返りました。自分の考え方を変えなければいけない。娘が幼稚園を卒園して、小学生になって、大きくなって親元を離れて、結婚して、孫が生まれて……という人生を諦めなくてはいけない。瑠璃は亡くなるけれど、決してかわいそうな人生じゃなかったと発想を転換して、自分を納得させながら、生きていくしかなかったのです」

告知を受けたとき、育子さんは先生に質問をします。

「病気が進行したあと、最期は、痛かったり、苦しかったりするのでしょうか？」

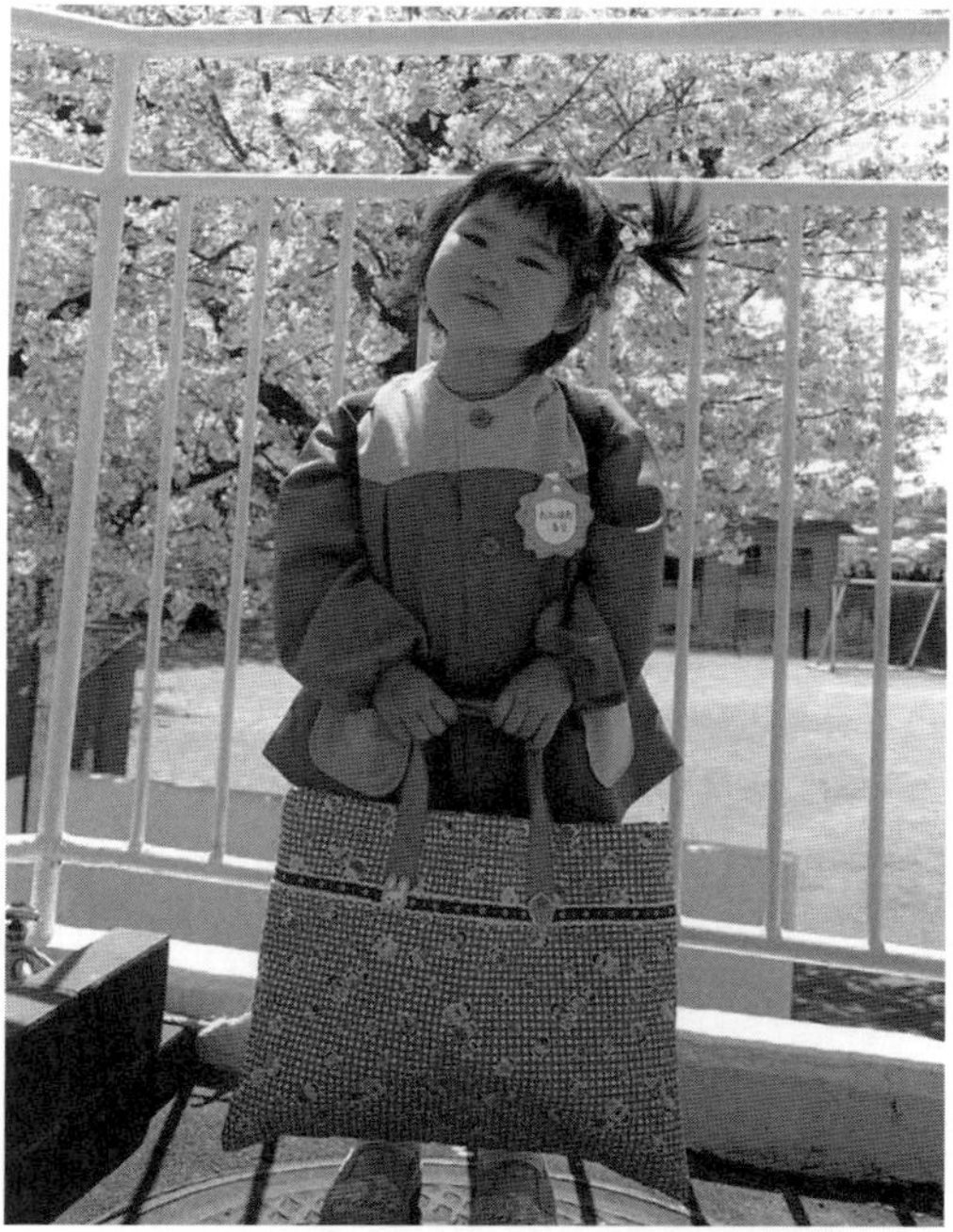

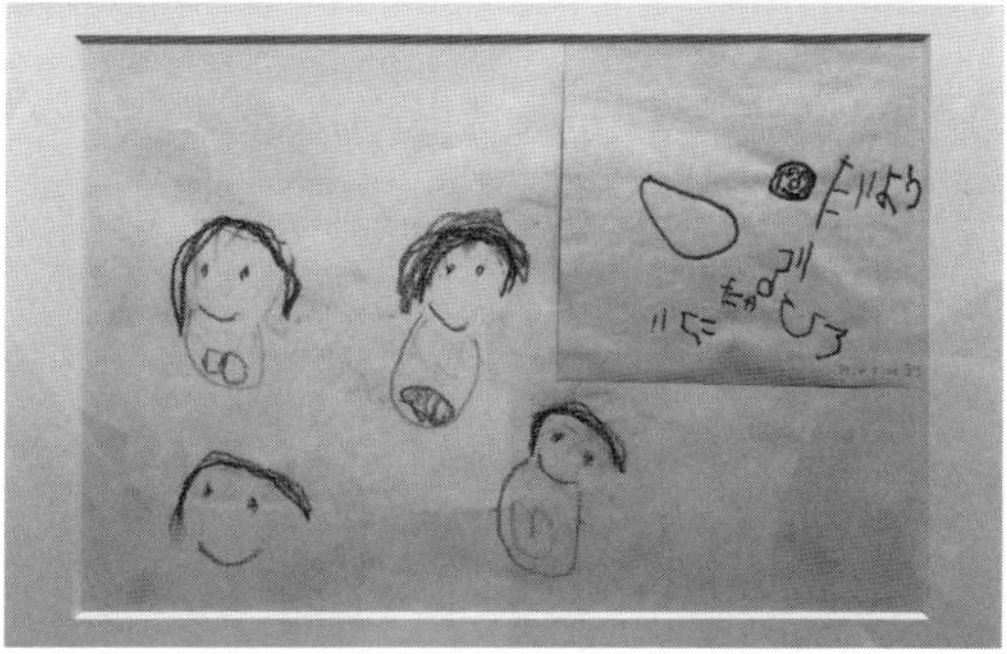

上／大好きな幼稚園の桜の前でニコリ。
下／麻痺した右手の代わりに左手で描いた家族の似顔絵と名前。

「なぜ、自分でもそんなことを聞いたのだろうと思う」と育子さんは話してくれました。その質問には、亡くなるのであればせめて痛みがないように、苦しむことがないようにという母の想いが詰まっていました。

医師からは「病気が進行すると、だんだんできることが少なくなり、最期は静かに呼吸が止まることが通常です。放射線治療をすれば一時的に回復するはずですから、まずは治療にあたり、残された時間を楽しみましょう」と告げられました。

いつかお空で娘と答え合わせ

子どもが病気を患ったとき、一致団結して苦難を乗り越えようとする家族もあれば、それぞれの心や想いがすれ違い、残念ながらバラバラになってしまう家族もあります。

育子さんの家族は、紛れもなく前者でした。夫婦はもちろんのこと、瑠璃ちゃんの祖父母や叔父叔母までが確かな絆で結ばれ、瑠璃ちゃんの残りの日々をすばらしいものにしようと動いたのです。

「病名が告知された日の帰り道、自宅へと戻る車のなかで、旦那が『最悪だなあ』ってつぶやいて、泣いたんです。人前では決して涙を見せない人で、私も初めて彼が泣く姿を見ました。家に帰るとすぐに祖父母や叔父叔母に報告をして、親族会議を開きました。そこで旦那が『小児脳幹部グリオーマについて調べてみたけれど、やはり完治は難しいようだ。標準治療ではない治療をしても副作用が出るだけで効き目があると思えない。それなら、残された人生を楽しむことに力を尽くしたい』とこれからの方針を打ち立てたのです。近くに住んでいる私の両親ときょうだいに加え、義理の両親も富山から出てきてくれることになり、バックアップ体制が整いました。瑠璃が入院している間、祖父母が瑠璃の弟を預かってくれ、めいっぱい遊んで、成長を見守ってくれました。私は本当に恵まれていたと思います。みんなが団結し、瑠璃の限りある命のために時間を費やしてくれたのです」

小さなバスを借りて、親族12人で箱根旅行に出かけたこともありました。放射線治療の甲斐あり、体力が回復した瑠璃ちゃんは、温泉やプールを思いっきり楽しんだといいます。

病院からの薦めで、「公益財団法人メイク・ア・ウィッシュ オブ ジャパン」の支援も受けました。「メイク・ア・ウィッシュ」とは、18歳未満の難病と闘う子どもたちの「こんなことがしたい」という願いを叶えるお手伝いをするボランティア団体です。瑠璃ちゃんが「メイク・ア・ウィッシュ」にお願いした夢は、沖縄の「美ら海水族館」に行くことでした。瑠璃ちゃんの名前は、沖縄の瑠璃色の海を由来にしています。沖縄は、いつか家族全員で行ってみたいと考えていた土地。とはいえ、病気を患っている3歳と1歳の弟を連れて沖縄まで旅行することはとても大変です。「メイク・ア・ウィッシュ」のボランティアスタッフの手厚いサポートがあったからこそ実現できた夢でした。楽しい想い出がたくさんできた沖縄2泊3日の旅。「美ら海水族館」で、いつまでも魚を見つめる瑠璃ちゃんの横顔を、育子さんは昨日のことのように思い出します。

残された時間は、すべて瑠璃ちゃんのためにありました。「幼稚園に行きたい」という瑠璃ちゃんの希望を受け、先生方の理解のもと復園も叶いました。入院中に一生懸命練習していたお遊戯も上手に踊れました。生まれて初めてのお遊戯会、運動会、クリスマス会、おもちつき会、そして瑠璃ちゃんの生まれ月である3月の誕生日会。一生に一度ではありましたが、すべてのイベントに参加し、楽しむことができたのです。

「瑠璃は、本当に親孝行な子です。幼稚園のすべての行事を体験する姿を親に見せてくれ、楽しい想い出をたくさんつくってくれたのですから。自分のお誕生日会では、『谷畑瑠璃です！』と返事をするんだと、とても張り切っていたことを覚えています」


3月のお誕生日会を終えたあと、水頭症が悪化した瑠璃ちゃんは、再入院して手術を受ける予定でした。お誕生日当日は、具合がわるいながらも幼稚園に行き、『これから入院してくるね』とみんなに挨拶したそうです。子どもたちが年中に進級するときに受け取るバッジを胸につけてもらい、嬉しそうにはにかんでいました。しかし手術日を待たずして容体が悪化し、緊急手術を施したものの、意識は戻りませんでした。

「緊急手術をしても意識が戻らなかったとき、あのまま亡くなっていてもおかしくありませんでした。でも、瑠璃は私たちに覚悟の時間をプレゼントしてくれるように、2カ月間頑張ってくれた。看護師さんが、『お母さんがやりたいこと全部やりましょう』と声をかけてくれ、部屋を可愛く飾りつけました。看護師さんにサポートしてもらい、お風呂に入れてあげることもできました」

2012年5月18日。瑠璃ちゃんは安らかにこの世を去りました。

享年4歳。小さな命をキラキラと輝かせて、家族と一緒に楽しく生きた4年間でした。

「娘が亡くなったあと、私の妹が『残された日々を一生懸命生きて、ベストというものはないけれど、ベターな毎日ではあったはずだよね』と言ってくれたのです。私も、そう思えました。悔やみ始めたらキリがありませんが、あのとき、思いつくことは全部やりました。でも実際のところ、瑠璃がどう思っていたのか、最高の日々だったと感じていたのかどうか、こればっかりはわかりません。だから私の目標は、息子をちゃんと育てて与えられた命を全うしたあと、いつか瑠璃に会えたときに、『ねえ、実際にはどうだったの?』と聞くことなんです。娘との答え合わせを、楽しみに生きていきます」

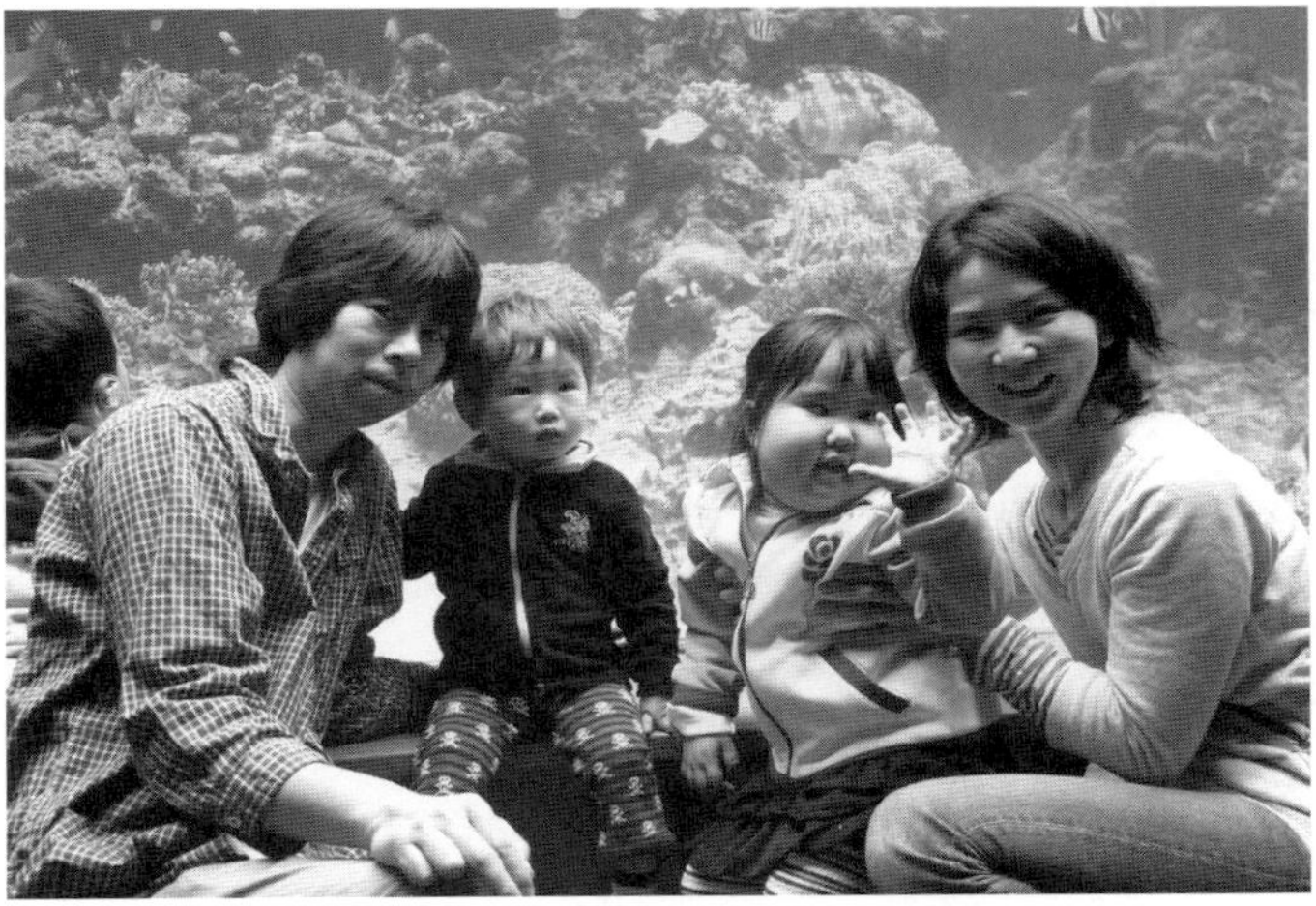

美ら海水族館。笑顔の想い出たくさん、本当にありがとう。

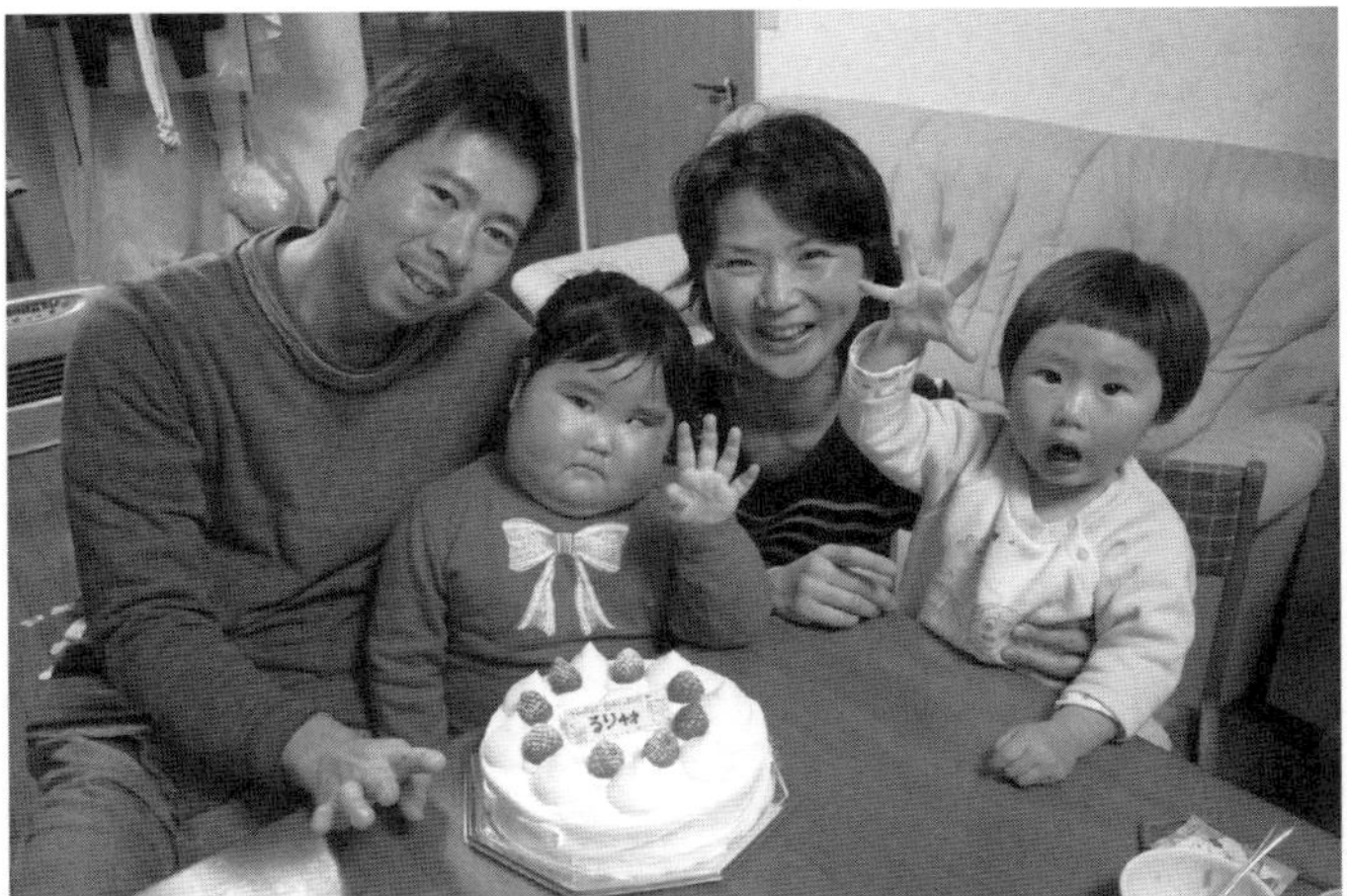

いとこの家でお誕生日会。これが最後の家族写真に。

これまでもこれからも、ずっと家族

瑠璃ちゃんが亡くなってから、育子さんは悲嘆のなかにいました。「死ぬ」という言葉を口にするのも、「命日」という言葉を聞くことも、「お空に行った」「天使になった」と表現することも、いやでした。

毎日「去年の今頃は……」と瑠璃ちゃんが生きていた日々を思い返します。春は緊張の面持ちで初めて幼稚園に登園したわくわく感を、夏は猛暑のなかで不機嫌な娘につらくあたってしまった後悔を、秋は「何かがおかしい」と娘の異変に気づき始めた不安感を、冬は残された日々を必死で楽しく過ごそうと駆け抜けたことを。日ごと、季節ごと、イベントごとに、瑠璃ちゃんの記憶が色濃くよみがえってきました。そして、「今はもういない」喪失感に苦しみました。泣かないと眠れない。涙の止め方がわからない。どの場所を見ても、そこに瑠璃ちゃんの姿があります。

外で涙してしまう日もありました。バスのなかから公園を見かけたときには、こんな想い出がよみがえります。「この公園を見つけた瑠璃が『行きたい！』と言いだして、私は『いまバスを降りられないから、また今度ね』と答えた……だけど、結局行かないままだったなあ」

育子さんの涙は枯れることがありませんでした。

育子さんに少しずつ変化があらわれたのは、旦那さんが「小児脳幹部グリオーマの患者会に顔を出してみよう」と強く勧めたことがきっかけでした。

それまでの育子さんは、「娘のことにあまり触れられたくない」「短くても充実した人生を過ごせたと思っているのだから、それでいいじゃないか」と、人との交流を避ける傾向がありました。

最初に参加したのは、育子さんと同じ時期に子どもを亡くした親が集まる会です。「子どもを亡くしたお母さんたちで集まって話をして、心がスッと軽くなる感覚がありました。世界がひっくり返る経験をした者同士、わかり合えるものを感じました。何より子どもの話をできるのが嬉しかったし、楽しかった。お母さん同士で集まって、ランチ会を定期開催することになり、その活動は現在も続いています。あのとき患者会に参加していなかったら、私は今も、苦しい胸のうちを秘めて過ごしていたかもしれません。お母さん方と出会い、共感し合える人がいることがわかって、とても救われました」

瑠璃ちゃんとの残された日々を精一杯大切にできたこと。そしてわかり合える人と語り合えたこと。この2つの要素がかけ合わさり、育子さんは少しずつ日常を取り戻していきます。

谷畑家のリビングには瑠璃ちゃんの写真がたくさん飾られています。弟の大洋くんには、ことあるごとにお姉ちゃんの話をして聞かせました。1歳だった大洋くんにはお姉ちゃんと遊んだ記憶はないそうです。それでも家族の一員である瑠璃ちゃんの存在をいつも感じていました。

「息子は、小児がんの子どもを支援する『公益財団法人がんの子どもを守る会』が開催するイベントに参加しています。年1回、小児がんのきょうだいが富士山に登り、きょうだいについて語り合うイベントです。息子は小学2年生のとき、そのイベントに初めて参加しました。『ママはよく泣いているけれど、僕はお姉ちゃんのことをよく知らない』と話していたらしいです（笑）。それが小学3年生で参加したときには、その発言が変わりました。『お姉ちゃんも、ママやパパ、僕ともっと遊びたかったと思う。忘れられるのは寂しいだろうから、たまにお姉ちゃんの話をする』と言ったと、帰宅した息子から教えてもらいました。『お姉ちゃんは、何のがんだったの？』と質問もされ、姉の病気への理解や関心が深まっていることを感じ、驚きました。瑠璃を家族の大切な一員として認めてくれていることが、とても嬉しかったです」

大洋くんが描く家族の絵にはいつも、お父さん、お母さん、お姉ちゃん、自分の姿があります。谷畑家は、これまでもこれからも、ずっと4人家族です。

「お母さんは大丈夫？」

どの場所で子どもの最期を迎えるか。子どもの余命を告げられた親であれば、一度は考えることかもしれません。日本では訪問診療をしてくれる小児科医が少ないという事情から現実には病院で子どもを看取るケースがほとんどです。

ここからは、「慣れ親しんだ家で最期を迎えさせてやりたい」という意思を貫き、在宅での看取りを行った安井恵子さんのお話を紹介します。

1991年、恵子さんの第一子である伸吾くんは生まれました。市で行われる3カ月検診のとき、体重の増え方がゆっくりであることが指摘され、大学病院の小児科に通うことになった伸吾くん。恵子さんは初めての子育てで不安いっぱいでしたが、体重以外の発育に問題がなかったことから、「経過を観察していきましょう」というのが医師の判断でした。

大学病院に通うようになり、恵子さんが気になったのは、病院の都合が優先される医療現場の体制です。レントゲンを撮る際、伸吾くんはパッと母親の手から引き離され、裸にされて、冷たい台の上に乗せられます。子どもが動かないようにネットをかけられ、手足を縛られました。当然、火がついたように伸吾くんは泣きます。あまりに可哀想で見ていられず、「こんなに泣いたら死んじゃう！」と心配したほどでした。レントゲン室からやっと出てきたと思えば、技師に「うまく撮れなかったのでもう1回お願いします」と言われ、愕然としたこともありました。

ある検査のために「お母さん、お子さんを今すぐ眠らせてください」と要望されたこともあります。

おなかがすいている時間だし、こうこうと電気もついているし、こんな環境で赤ちゃんが寝られるわけがないよ……そう思いながら必死であやしますが、やはりまったく寝る気配はありません。疲れ果てた恵子さんが「寝ないとできない検査なんですか？」と質問すると、「静かにしていればできます」とのこと。伸吾くんは恵子さんが横についている状態なら静かに待つことができる子だったため、すぐに検査をしてもらいました。「最初から説明してくれていたら苦労しなかったのに」と思ったことは言うまでもありません。

まだセカンドオピニオン（現在診療を受けている担当医とは異なる医療機関に第二の意見を求めること）の概念が一般的ではなかった時代。主治医の先生に申し訳ないと思いながらも、恵子さんの心には「子ども専門の病院に転院したほうがいいかもしれない」という考えが芽生えます。子どもよりも病院の都合が優先されている体制は我が子を粗雑に扱われているようで、つらかったのです。

子ども専門の総合病院に転院し、同様の検査を受けたとき、あまりの対応の違いに心底驚いたといいます。レントゲン技師は、胸に大きなうさぎの絵が描かれたプロテクターをつけ、「しんちゃ～ん！」と大きく手を広げて待っていてくれました。人懐っこい伸吾くんは喜び、お兄さんの胸に飛び込んでいきます。今までの苦労と涙が嘘のようでした。

「最初に、その病院を訪れたとき、看護師さんが『お母さんは大丈夫ですか？　これまで大変でしたね』と声をかけてくれたのです。まったく思いもよらない言葉でした。『えっ？　私のことまで心配してくれるの？』と驚いて、わあっと号泣してしまった。当時の私は、誰のせいでもないとわかっていても、やはり自分を責めて暮らしていました。何か悪いことをしたのかなあ、妊娠中に変なものを食べたかなあとずっと考えていました。それでも私が頑張らなきゃいけないと気を張っているときに、優しい言葉をかけられて、感情が爆発してしまって。一人で抱え込まなくてもいいんだと力が抜けていきました」

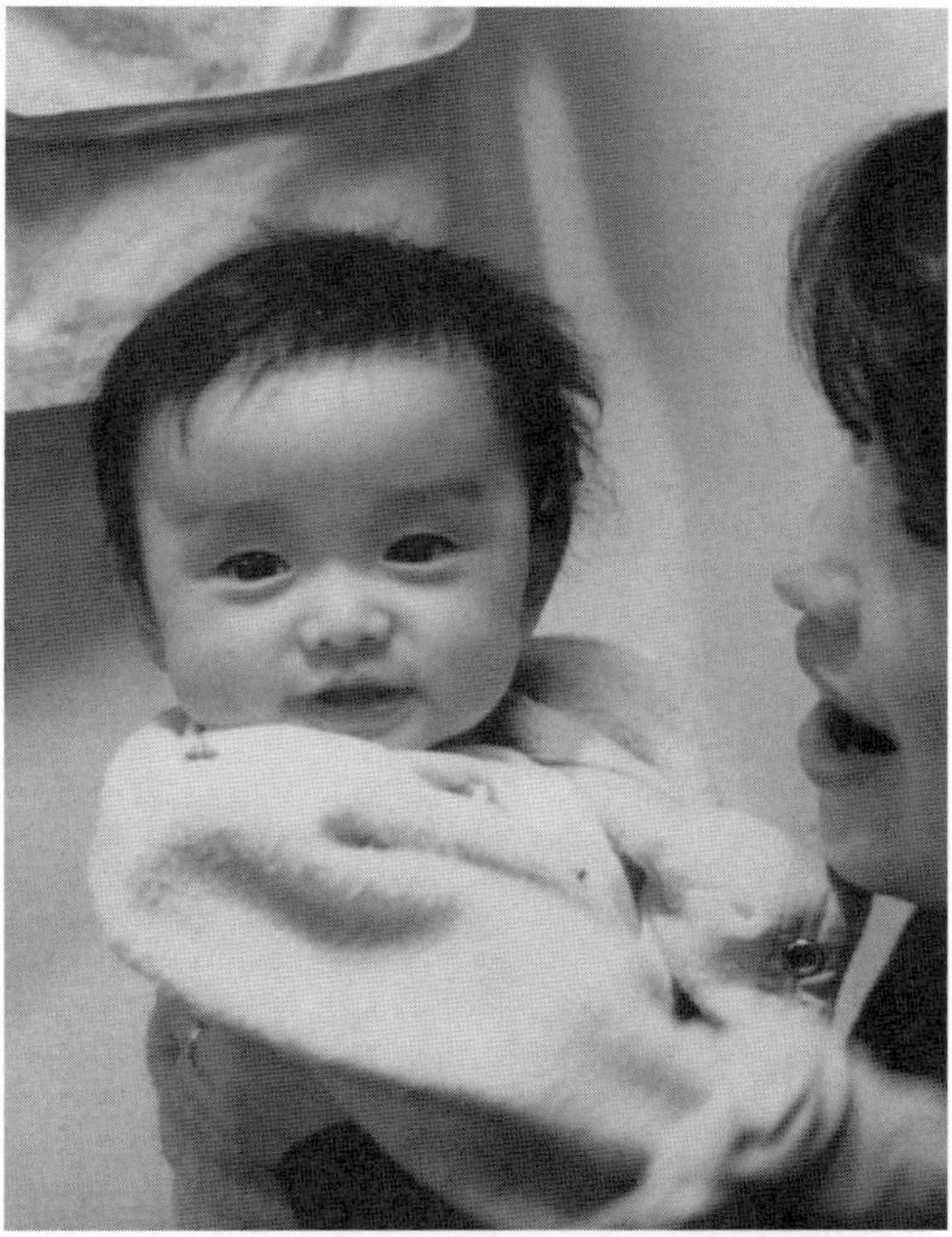

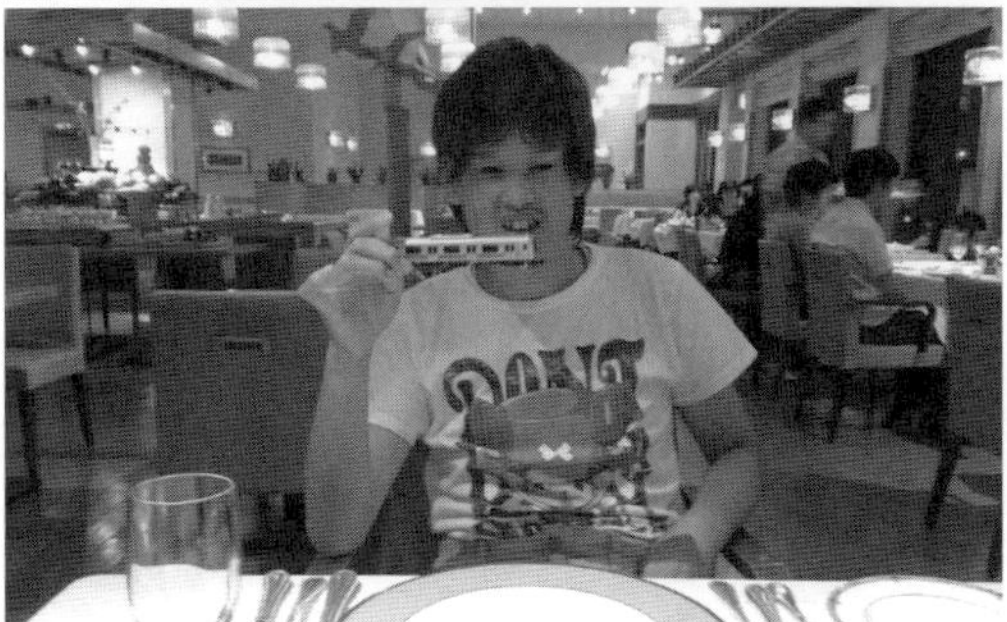

上／首がすわった頃。いつも機嫌がよく、あやすとよく笑った。
下／大好きな電車に乗り母と息子の二人旅。伊豆今井浜海岸へ。

ＣＴやＭＲＩ検査の結果、伸吾くんには視神経膠腫《ししんけいこうしゅ》という腫瘍があることがわかりました。１歳という幼さで摘出手術と放射線治療、抗がん剤治療に臨まなければなりません。主治医からは手術を受けることに伴うさまざまなリスクを告げられました。

もし、手術台の上で亡くなったら、もう息子に会うことはできない。そう考えると、なかなか手術にふみきれませんでした。思い悩む恵子さんに手を差し伸べてくれたのも、病棟の看護師長さんでした。「お母さん、今どんなことを考えているか、気持ちを聞かせて」と声をかけてくれ、傍らに座って背中をさすりながら話を聞いてくれました。冷静におだやかに治療の説明をしてくれ、恵子さんは伸吾くんの手術を決断することができたのです。

子どもの病気に、親だけで立ち向かうことはできません。混乱する親の気持ちを理解し、優しく穏やかに寄り添ってくれる人の存在が必要不可欠です。病気の子を持つ親と対峙する機会が多い医師や看護師の対応一つで、家族の負担は小さくも大きくもなり得るのだと感じます。

二次がんの発症

伸吾くんが放射線治療を受けた1992年当時、どれだけの線量を照射すればどのような後遺症が残るのか、まだ明らかになっていませんでした。伸吾くんをはじめとする子どもたちのケーススタディをもとに、今では1歳児に放射線治療を行うことはほぼなくなりましたが、事例が少なかった当時は命を助けるために大人並みの線量を放射していたのです。その結果、伸吾くんは言語をはじめとする知的機能に障がいが残りましたが、中学生の頃には腫瘍は消え、寛解と呼ばれる状態（病気の症状が軽減またはほぼ消失し、臨床的にコントロールされた状態）にまでなることができました。

「伸吾は絵を描くことが好きでした。視覚的な情報処理能力が突出して高く、中学で美術の先生に絵の描き方を教わったことをきっかけに、絵の世界にのめり込んでいきました。毎日こちらがあきれるくらい電車の絵を描いていたんですよ。絵を描くために一人で電車を見に行くこともあり、ほかの子と同じようにはうまく話せないけれど、自分の人生を楽しんでいました。養護学校を卒業したあとは、作業所で仕事をするまでになったのです。私は、伸吾が幼い頃に離婚をしたので、母と息子二人の生活でした。このままずっと一緒に人生を歩んでいくものだと思っていました」

伸吾くんに再び異変が起こったのは、21歳のとき。最初は、睡眠時間が増えていることに気づいたのがきっかけでした。食べては寝て、ゲームをしては寝て、仕事先でも居眠りをする姿が見られるようになっていきます。

寝てばかりいる息子が気になった恵子さんは、経過観察のために20年通い続けていた小児病院の医師に相談し、ＭＲＩ検査を受けることにしました。すると一年前の検査では何もなかった脳に、こぶし大の腫瘍が見つかったのです。抗がん剤や放射線による正常細胞の障がいが原因で、治療を終えた数年から数十年後に起きる「二次がん」でした。

「全摘出できなければ、２カ月ももたない」

それが脳外科医の見解でした。摘出手術の事前ミーティングでは、長年治療を共にした内分泌の医師が同席し、「伸吾くんは、この20年ずっと病気と付き合い、つらい治療を頑張ってきた。これ以上伸吾くんに障がいを背負わすことはできない」と外科医に話をしてくれました。

手術は行われましたが、血管が邪魔をして、腫瘍のすべてを取ることができません。次なる方法としては放射線治療が挙げられましたが、1歳で大量の放射線を浴びた伸吾くんは、治癒に必要な線量を浴びることが不可能でした。しかも、少しでも放射線を当てれば、間違いなく失明をすることがわかっていました。

「放射線治療をすれば、髪は抜け、食事をとれなくなり、高熱にうなされることになる。完治は期待できないのに、絵を描くことが生きがいの我が子から視力を奪うなんてできない」

そう思う一方で、病院での治療を頑張っている家族を目にすると、治療をやめようとしていることへの罪悪感が生まれ、気持ちが揺れうごきました。「私はなんてひどい母親なんだろう」と自分を責めました。考えては泣き、悩んでは泣き、看護師さんに「私の罪悪感を払拭する言葉をください」と泣いてすがったこともありました。もうこれ以上何かに悩むことはないだろうと思えるくらい、一生分悩みぬいた恵子さんは、最後に、伸吾くんを家に連れて帰ることを決めました。

残された時間を家で過ごし、在宅で看取りを行う。そう決心をした恵子さんのもとに脳外科医が飛んできて言いました。

「連れて帰るなんて、許されない！」

「助からないのに、寝たきりになって、目も見えなくなって、そんなの生きているって言えるんですか」と恵子さん。

「それでも僕は、伸吾くんがここで生きていることに価値があると思う」

「放射線治療をした結果、また再発したら、どうするんですか？」

「そしたら切って取る。また再発したらまた切って取る。それを繰り返すんだ！」

「ずっと病院にいて、好きなこともできなくて、何も食べられなくて、それで伸吾が死んだら、私は先生を一生恨む！」

恵子さんと医師の大激論は1時間以上続きました。そして最後には医師が恵子さんの熱意に負け、希望を聞きいれたのです。

「お母さんがそれだけの覚悟を持っているのなら、そうしようか。家で看取るなんて並大抵のことじゃない。その大変さも伝えたかった」と話してくれました。

介護の仕事の経験があった恵子さんは、自身の知識や人脈を活かして家で看取る準備を始めます。訪問診療と訪問看護の手配をし、ヘルパーさんを依頼して伸吾くんを受けいれる体制を整えました。伸吾くんが自宅に戻ったのは2013年のクリスマス。ここから半年間にわたる在宅医療が始まります。

最期は家で看取りたい

ピアノ教室を開いていた恵子さんの自宅は、たくさんの子どもが訪れる憩いの場です。

伸吾くんと同年代の生徒も多く、一緒に食事をしたり、ゲームをしたり、残された時間を共に過ごしました。自宅に戻ったあと、「しんちゃんの好きなところに旅行しよう！」と子どもたちが企画し、横浜のホテルに宿泊したこともありました。

在宅看護を始めて3カ月目に入った頃、いよいよ容体が悪化してきます。病院に緊急搬送され、医師や看護師からは「病院で看取ることもできますよ」と声をかけられました。ですが、「自宅で看取りたい」という恵子さんの想いは変わりません。

「あと1週間、もつか、もたないか……」

病院から自宅へと戻るとき、医師からはそう告げられました。次回の診察予約をとることはできず、処方された薬は2週間分だけ。医師や看護師が玄関まで見送ってくれ、「もうここに来ることはないのか」と死期が近づいていることを痛感させられたといいます。

自宅に戻ると、恵子さんはまた新たな決断を迫られました。

それは水分をとることができなくなった伸吾くんに点滴をするかどうかの決断でした。

口から飲めないのなら点滴をして当然と考えていた恵子さんに、訪問看護師はこう話したそうです。

「人間の体はね、死に向かって準備を整えようとするの。水分をとれないからって無理に点滴を入れると痰が増え、吸引をしなければならなくなる。本来なら必要のない尿も出て導尿しなければならなくなる。そうやって一つまたひとつと管につながれていくことになるのよ。お母さんは、本当にそれでいいの？」

恵子さんは、「伸吾は点滴がこの世でいちばん嫌いだった」と思い出し、点滴をしない決断をします。口から水分をとれなくなったら3日が限界。連日連夜、恵子さんによる寝ずの看病が続きました。ベッドの下に座布団をひいて様子を見守っていると、ふと眠ってしまいます。慌てて手を伸ばし、身体があたたかいことを確かめて安堵する日々。熱を測って座薬を入れ、時間をメモします。メモがなければ、朝なのか、夜なのかも、わからない状況でした。

40度台だった熱が、38度になり、37度にまで下がったとき、伸吾くんがパッと目を覚まします。恵子さんはベッドのまわりを囲むように見守っていた友人たちにこう叫びました。

「今なら、何か飲めるかもしれない！　誰かしんちゃんの好きな飲み物を持ってきて！」

伸吾くんは、ひとさじ、またひとさじと、3日ぶりの水分をとりました。誤嚥に注意しながら飲ませ続け、なんと1リットルも飲みほしたのです。それからは奇跡の連続でした。身体を起こせるようになり、食べられるようになり、ついには歩けるようにまでなったのです。この回復ぶりには訪問診療の先生もたいそう驚いたといいます。


驚異的な回復を見せた伸吾くんに、神さまがくれたプレゼントもありました。伸吾くんが小学2年生のときに恵子さんと離婚し、10年以上会っていなかった伸吾くんの父親が訪ねてきたのです。恵子さん自身には複雑な感情がありましたが、伸吾くんはお父さんのことが大好きでした。「息子が喜ぶのなら……」と再会を許しました。それから2カ月間、伸吾くんは父親と一緒に電車を見にでかけたり、お風呂に入ったり、失った日々を取り戻すかのように共に過ごしました。毎日誰かしら友人が顔を出してくれ、にぎやかな食卓を囲みます。大好きな絵もたくさん描きました。「海を観に行きたい」という伸吾くんの希望で、家族三人でドライブし、神奈川の三崎でマグロを食べたことも、いい想い出です。

しかし、前触れなく、最期のときはやってきました。

恵子さんの外出中、伸吾くんが自宅で突然倒れ、意識を失ったのです。

「伸吾が、倒れた！」

お母さんから電話でそう告げられた恵子さんは急いで自宅に戻ります。焦る気持ちで自宅にあがると、意識を失ったままの伸吾くんの姿が目に飛びこんできました。恵子さんと恵子さんのお母さん、訪問診療の医師、訪問看護師の4人がかりで、伸吾くんを抱えあげ、ベッドに運びます。かかりつけの病院の医師もすぐに駆けつけてくれました。


伸吾くんの容体がわるいことは、友達から友達へと広まっていき、伸吾くんが息をひきとるときには、自宅は多くの人であふれ、部屋に入りきれないほどでした。

「しんちゃ～ん！　しんちゃ～ん！」――お母さん、お父さん、おばあちゃんに見守られ、名前を呼ぶたくさんの声に包まれながら、伸吾くんは旅立ちました。病気と向き合い、闘いぬいた22年間でした。

「在宅で看取ることには、メリットとデメリットの両方があります。最後に回復した奇跡の時間があったから、息子を家に連れて帰ってきて本当によかったと思いました。父親との時間を楽しめ、最期はみんなに囲まれて、きっと幸せだった。ですが、あのまま病院で治療を続けていたらどうなったのだろうと今でも考えないわけではありません。ただ、20年以上も病院に通っていたわけだから、入院もいっぱいしたわけだから、最期は自宅に連れて帰りたかった。ごはんをつくっている匂いや、誰かがしゃべっている気配、ドンドンと歩く足音……そんな普通の生活のなかで逝かせてやりたかった。だから家で看取りたかったのです」

闘病中の家族に伝えたいことについて尋ねると、恵子さんはこう話してくれました。

「主治医の先生に遠慮することなく、何でも聞いたらいいと思う。わからないことは何回でも質問していいし、もしも心無いことを言われたら気持ちを伝えていい。だって、子どもの命は自分の命以上に大切なものだから。遠慮しなければならないことなんて、何一つありません。そして奇跡を信じてあきらめないでほしい。お医者さんがあと1週間しか生きられないと告げた息子は、そのあと2カ月も生きた。何が起こるかは、誰にもわかりま

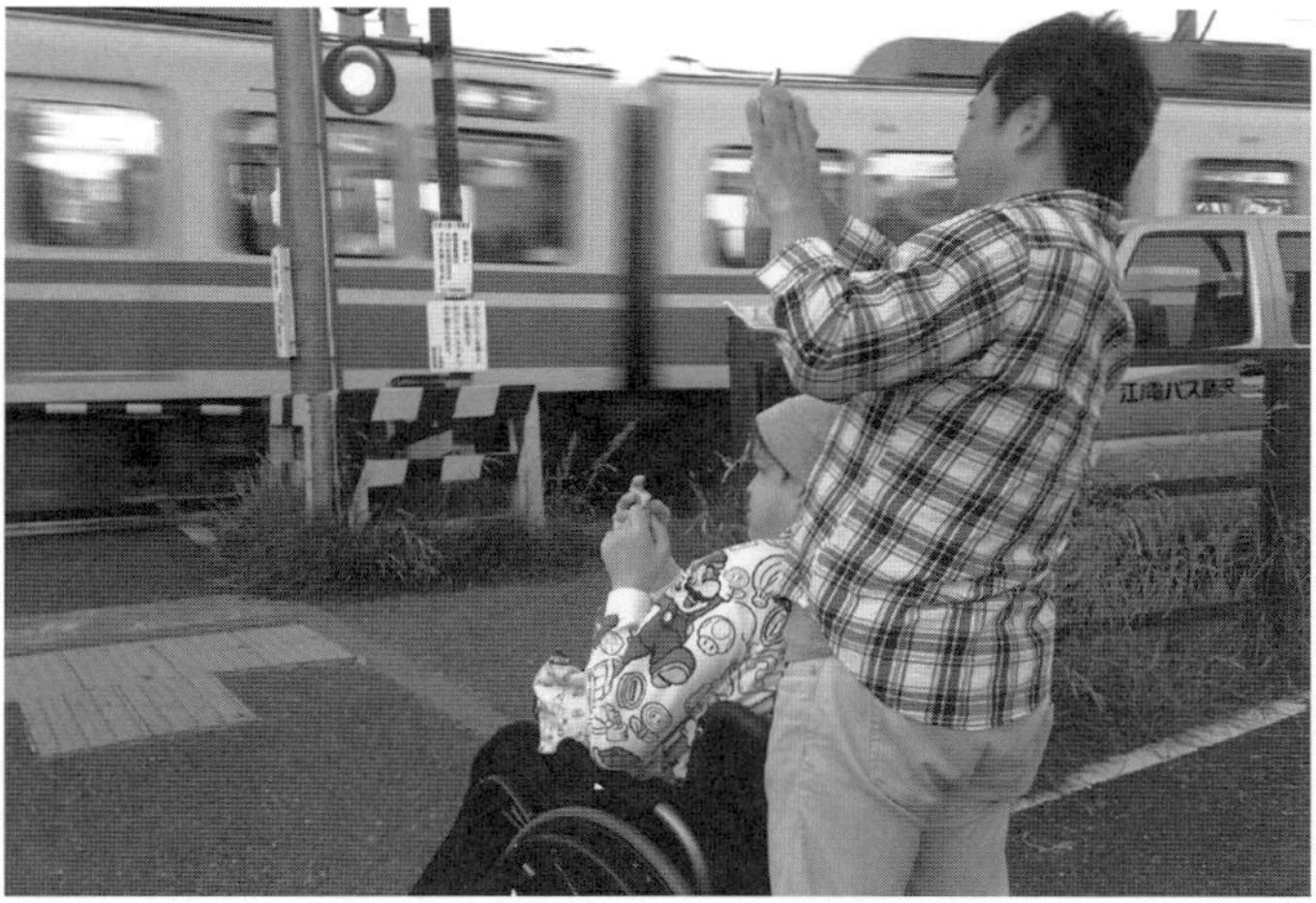

亡くなる1週間前。伸吾くんの大好きな父親と。

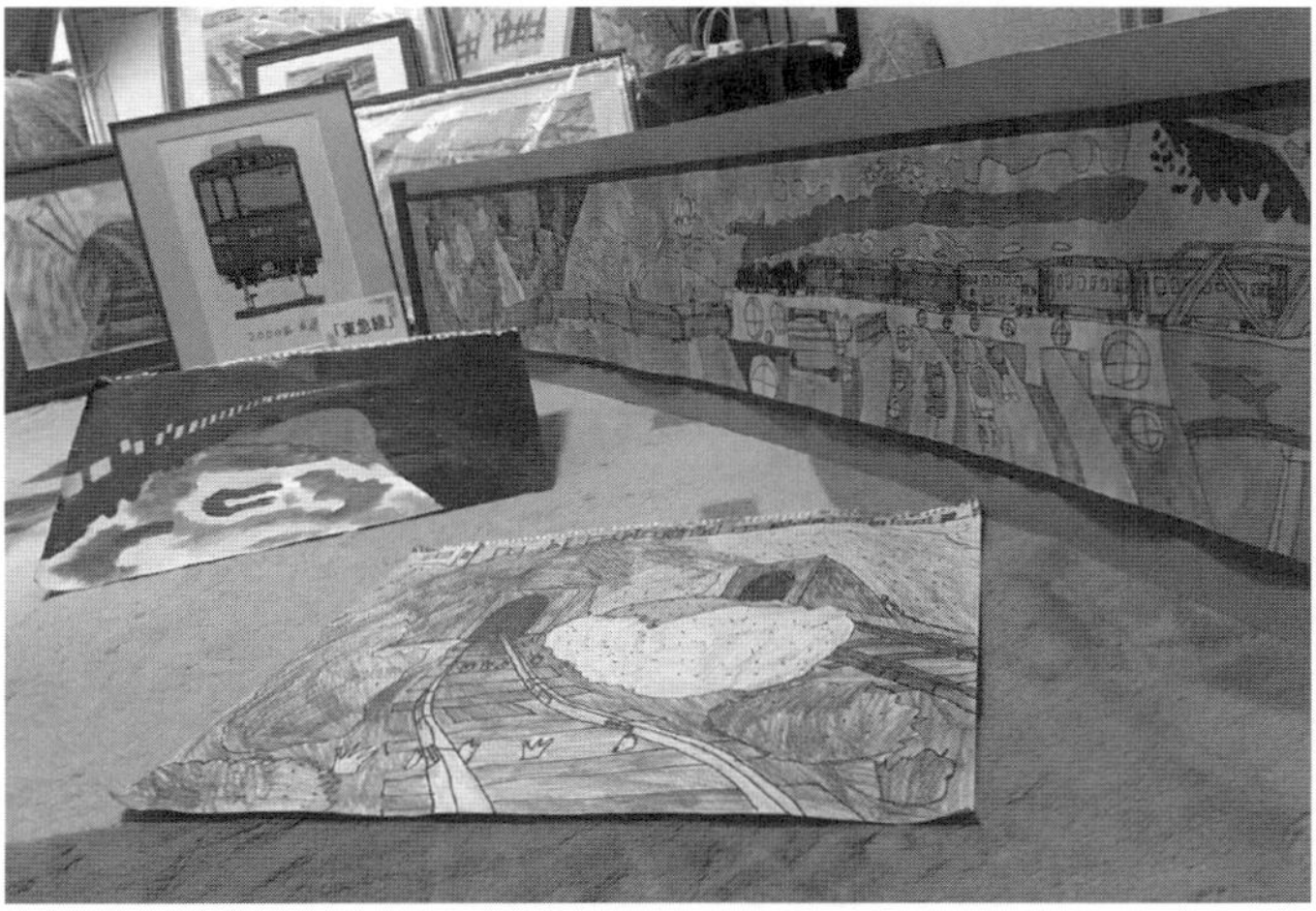

明るい色の絵を多く描いた伸吾くん。想いは宇宙へ。

せん。残された時間を精一杯生きて、子どもにしてあげたいことを全部やってあげてほしいです」

恵子さんは、現在、神奈川県で「お空のした」という会社を立ち上げ、訪問介護の仕事をされています。他の事業者が受けられないような重度の障がい児やALS（筋萎縮性側索硬化症）の方々を引き受け、地域の方々から厚い信頼を寄せられる存在です。名刺には、伸吾くんがお母さんのために描いたハートの絵が印刷され、いつも行動を共にしています。
「最初は自分で会社を立ち上げようなんて思っていませんでした。でも、いろいろなめぐりあわせで、今この仕事を頑張っています。伸吾が『お母さん、何かしないと、死んじゃうよ』と心配して背中を押してくれているような気がします。今も私は、息子と一緒に生きています」

コラム3

「グリーフケア」について考える

◆一人ひとり違う〝悲嘆〟のカタチ

家族や恋人、ペットなど大切な存在を失ったときに生じる悲嘆や哀惜の感情を「グリーフ」といいます。喪失による悲しみの深さや長さ、表現の仕方は、人によって個人差が大きく、一括りに語ることはできません。

茫然自失の状態に陥る人もいれば、怒りの感情を抱く人もいます。後悔や自責の念にかられる人もいれば、「この悲しみは誰にもわかってもらえない」と疎外感を強める人もいます。

覚えておきたいのは、その悲しみも、怒りも、無力感も、後悔も、恋しさも、すべてが自然な反応であるということ。そして、たとえ同じ子どもを失った家族であっても、一人ひとりの反応には違いがあるということです。

まずは、「喪失の仕方は一人ひとり違っていい」と知ること。そして「自分は自分流のグリーフでいいのだ」と捉えられることが大切だと言われています。

◆病気の子を持つ親へのグリーフケア

「グリーフケア」とは、愛しい存在を失ったことにより生まれる悲嘆をケアすること。遺族が心を解放でき、癒され、気持ちを整理する場をつくることを指します。

同じ病気で子どもを亡くした者同士が集まって想い出を語り合ったり、子どもを恋しく思う気持ちを手紙にしたためたり、遺品を整理したり、肯定的に受け止めてくれる人に対して「お別れの日」のことを話したり……というのはその一例です。イギリスやドイツなど世界に広まった「こどもホスピス」でもグリーフケアは重要な取り組みとして位置づけられ、「いつでも子どもとの想い出に触れられる場所」「どんなときもあたたかく迎えてくれる仲間が集う場所」としての役割を担っています。

グリーフケアは子どもの死後に行われるもののように思われがちですが、実は、「生命が脅かされる病気であると診断された直後から始まっていると考えていい」と東京慈恵会医科大学小児科医の柳澤先生はおっしゃいます。

「ご両親は、子どもが亡くなったあと、『元気だった頃の姿』よりも『診断がおりてからの闘病生活や亡くなる直前の姿』を思い出すことのほうが不思議と多い。とりわけ治癒が困難だと判断されたあとの日々を、子どもと一緒にどんなふうに過ごしたいのかを考え、実行することはとても大切ですし、医療スタッフは可能なかぎり、子どもとご家族が良い時間を過ごせるように最善を尽くす必要があります。残された日々の過ごし方は、ご遺族の生活に少なくない影響を与えます。ご家族は子どもが亡くなったあとに、何度も何度も子どものことを振り返りながら、子どもの人生の意味を見出そうとしているように思えます。悲しいながらも、さまざまな人の支えにより、最後に良い時間を持つことができたと思えたなら、その想い出が〝子どもの人生の意味を見出す〟行為を助け、最良のグリーフワークとなって、それからのご家族を支えていくように思えます」

治らないと判断されたあと、どういうふうに過ごせるのか。まさに「こどもホスピス」は、その選択肢の一つです。

第三章でご紹介した谷畑育子さんは、娘さんを亡くしたあとの1年は「去年の今頃は何をしていたか」をいつも思い返していたとおっしゃっていました。杉山真紀さんも、安井恵子さんも闘病生活中に起きた出来事を詳細に覚えていらっしゃいました。最後に家族で旅行をした。子どもと笑い合いながら食卓を囲めた。学校の先生から優しい言葉をかけてもらった。子ども本人がやりたがっていたことに挑戦できた。そんなふうに残された一日一日を大切に過ごすことができたら、それこそが最大のグリーフケアにつながるといえます。

◆優しく寄り添い、そっと見守る

この本を読まれている方のなかには「子どもを亡くした人に対してどのように接したらいいのだろう」と悩まれている方がいるかもしれません。前述したとおり、子どもを亡くした人の心は不安定であり、個人差が大きいものです。また同じ人物であっても、常に気持ちはゆれ動いていて、時期や状況によって変わっていきます。

柳澤先生は、これまでさまざまな家族の悲嘆を見てきました。そのうえで、「この言葉をかければ家族の苦しみが癒されるという魔法はない」とおっしゃいます。

たとえば、あるお母さんから受け取った手紙には、こんな一節が書かれていました。

「『神様は人が乗り越えられる試練しか与えない』と言うけれど、そんな試練を与えるのが神様なら、私はそんな神様なんかいらない！」

不用意な声がけや励ましに傷つけられたと語る遺族は多いです。「早く元気になってほしい」と心配する気持ちでさえ、ときに相手を追いつめる材料になります。一方で、腫物に触るような態度で接し、「なんと声をかけたらいいかわからないから」と必要以上に距離を置くこともまた、家族の孤立を生んでしまいます。

私の個人的な考えとしては、親しい間柄であれば、相手の話をただ黙って聞くことがいちばんのケアにつながるのではないかと思います。私自身も、そばにいてくれる家族や友人、話を聞いてくれる人たちの存在に助けられました。「何かを言わなければ」「励まさなければ」と気負う必要はありません。相手の求めに応じて、肯定的・共感的な姿勢で、気持ちを解放するお手伝いをすることが望ましいのではないかと感じています。

◆きょうだいのグリーフケア

亡くなった子どもに兄弟姉妹がいた場合、大人と同様に「きょうだい児のグリーフケア」が重要になります。ですが、両親はまさに悲嘆のなかにおり、きょうだい児のケアにまで目が行き届かないケースがあるのも事実です。

年齢や性格、きょうだいの仲の良さなどにより個人差があるものの、きょうだい児が抱える悲しみや不安、不満は大きなものです。

きょうだいがいなくなってしまった悲しみ、理解できない死への不安、自分がわるかったのではないかという自責、親までいなくなってしまったらどうしようという恐怖が、きょうだい児を襲います。

両親が悲しむ姿を見て「自分は愛されていない」と感じたり、親を気遣って必要以上に喜ばせようとしたり、不安や不満をひた隠しにしようとしたりする子もいるでしょう。子どもゆえに、悲嘆やストレスをうまく言葉にできず、頭痛や腹痛、食欲不振、不眠、おねしょといった身体の症状にあらわれることもあります。

5歳の息子、航平くんを亡くした杉山真紀さんは、2つ上のお兄ちゃんに弟の病気について話をしていました。航平くんが亡くなったあとは、よく二人で「悲しさや悔しさ、そして楽しかった想い出」を語り合っているそうです。真紀さんはお兄ちゃんに対して「航平くんの病気を共に闘った仲間」「一緒に死を見届けた同志」だと感じています。お兄ちゃんもまた、母親に対して、自分が感じている不安や不満、悲しみをストレートに伝えることができています。年齢や性格によっても子どものグリーフは違うため、一概に語ることはできません。ただ、真紀さんとお兄ちゃんの関係は、「お互いがお互いのグリーフを自然にケアし合う」、ひとつのカタチなのかもしれないと感じました。

◆夫婦間のグリーフケア

同じ子どもを亡くした夫婦であっても、悲嘆や哀惜の深さや長さ、表現方法は一人ひとり異なります。「悲しみの反応は違っていて当然」「夫（妻）とは異なるグリーフケアでいいのだ」という心持ちでいることが大切です。相手との違いに苦しんだり、相手の回復を急がせたりする必要はありません。

夫婦の心情が「同一であること」よりも、自分の心情を「相手が理解してくれている（理解しようとしてくれている）」と感じられることのほうがむしろ重要なのではないでしょうか。注意深く相手の話に耳を傾けたり、共感的な態度を示したり、時にはグリーフケアの知識を持つ第三者の支援を受けて、お互いの気持ちを正直に表現できる場を持つことが、よりよいグリーフケアにつながっていくと考えられています。

◆新たな絆を結んで、生きる

子どもの死は乗り越えるものでも、克服すべきものでもないと、私は思います。長い時間が過ぎ、痛みが和らいだように見えても、子どもの死をなかったことにはできません。子どもを失った悲しみや恋しさは、常にそこにあり続けます。

ただ、「なぜこの子は私のところに来てくれたのだろう」「子どもが生まれてきた意味は何だったのだろう」と考えることはできます。生前とはまた違う絆を亡き子と結び、生きていくことができるのです。新しい心のつながりを大事にして、子どもと一緒に生きていく道があると私は信じています。

第四章

こどもホスピスをつくる

こどもホスピスは〝生きる〟ための場所

本書を読んで、初めて「こどもホスピス」という言葉を聞いた方も多いのではないでしょうか。なかには、ホスピスという言葉から「終末期医療のための施設」や「末期がんの患者が最後に亡くなる場所」をイメージした方もいらっしゃるかもしれません。未来ある子どもになぜホスピスが必要なのか。死を連想させる施設は子どもにふさわしくない。そうおっしゃる方がいるのも事実です。

しかしそれは、世界で普及している「こどもホスピス」の歴史や発足意図、活動内容が十分知られていないことに起因する誤解ではないか、と私は捉えています。

この第四章では、「こどもホスピスとはどのような場所なのか」「世界にはどのようなこどもホスピスがあるのか」「なぜ日本にこどもホスピスが必要なのか」をお伝えしていきます。本書を通じて、一人でも多くの方に、こどもホスピスの必要性を知っていただけたら幸いです。

最初にお伝えしておきたいのは、こどもホスピスは「死を看取るため」の場所ではないということです。「死にゆくため」ではなく「一緒に生きるため」の場所ともいえます。

そもそもホスピスの語源は、ラテン語で「客人」を意味する「Hospes」に由来します。この言葉から派生した「Hospitality」は「丁重にもてなす」という意。語源をたどれば、ホスピスとは本来「手厚いもてなし」や「旅人が休む場所」を指します。暗く、悲しい場所では決してありません。むしろ〝ほっと安らげる空間〟であり、休息をとって〝心を回復させる居場所〟であり、この瞬間を楽しく生きていこうとする〝命が輝く場所〟なのです。

深刻な病を患った子どもたちは、病気によってやりたいことや遊ぶことを制限されます。そして居場所をどんどん失っていきます。学校に行きたくても行けないかもしれません。頑張っていた部活動やお稽古事、塾などを辞めなければならないかもしれません。これまで自分が大切にしていた場所を奪われる悲しみ、友達と会えなくなる寂しさは、病気そのものよりもつらいと感じる子どももいます。

病気の子どもたちにとって社会とつながれる場所である病院も、主目的は治療です。子どもや家族に向き合い、学びの支援や精神的なケアをしてくれる時間は限られています。

「今はゆっくり治療に専念してね」「しっかり治してから学校においで」

そう声をかけられる子どもは少なくありません。では、長い間、重い病気と付き合っていかなければならない子どもたちは、どこで学べばいいのでしょうか。治療の手段がなく、余命宣告を受けた子どもは、「友達と遊びたい」というささやかな願いさえ叶えられないのでしょうか。自宅で24時間子どもの世話をする親は、誰に助けを求め、休息をとればいいのでしょうか。

こどもホスピスは、病気と闘う子どもとその家族にとって、安心して過ごせる新しい居場所です。子どもたちには小児緩和ケアを提供し、同世代と同じ経験や遊び、学びの機会を与え、一人ひとりの成長や発達をしっかりと支えます。家族には休息の時間をもたらし、子どもの病気について気軽に話せたり、悩みを分かち合えたりするつながりをつくります。

近年、在宅医療を重視する病院は増加傾向にありますが、在宅ケアが進むほど、病院と家族の関係は希薄になっていくでしょう。「病気の子どもとその家族を、家庭というコミュニティのなかだけに押しこめ、孤立させないこと」もまた、こどもホスピスが果たす役割の一つです。

たとえ治療法がない病気を患ったとしても、告知とともにその子の人生が終わるわけではありません。余命わずかであったとしても、生きていく時間があります。私たち「横浜こどもホスピスプロジェクト」は、限られた小さな命を輝かせるための、残りの時間をより豊かなものにしていくための支援がしたい。生命の輝きと尊厳を最後まで支え、子どもと家族の心に静かに寄り添いたいと考えています。

難病や重い障がいがある子どもは、全国に約20万人います。

なかでも生命が脅かされている病気や重度の障がいがある子どもは、約2万人。人工呼吸器を装着しないと生きていくことができないなど医療的ケアの必要な子どもは、約1・8万人にのぼります。

日本には、子どもの病気に戸惑いながら、問題や困難を家庭のなかだけで抱えこみ、苦しんでいる人たちが、実はたくさんいるのです。

確かに、日本は障害福祉サービスの充実に力を注いできました。しかしそれらのサービスを享受するためには、「障害者手帳」の取得が必要です。取得には相当な手続きと時間を要します。そのため生命が脅かされている、短い余命を宣告されている子どもたちは、たとえ取得できたとしてもサービスを享受できる時間が限られてしまうのです。「どうせ短い時間しか使えないのなら、取得のために労力をかけても意味がない」と障害者手帳の申請を諦める親もいます。

医療が進み、介護や福祉、教育事業が発展してきた日本で、生命を脅かされる病気の子どもと家族だけが、その狭間で取り残されています。

私は、この現実を、「こどもホスピス」を普及させることで変えていきたいのです。

遺贈に込められた想いとNPO法人の立ち上げ

私が初めてこどもホスピスについて知ったのは、NPO法人スマイルオブキッズの活動を始めた2005年頃です。小児緩和ケアについて学ぶ看護師さん主催の研究会に参加したことがきっかけでした。こどもホスピス発祥の地であるイギリスの「Helen house」を見学した看護師さんが、現地での活動内容を紹介してくださり、その存在を知ったのです。

イギリスには生命を脅かされた子どもと家族のための施設がある。その事実に驚きましたし、もしはるかの生前にそのような施設があったならば利用したかっただろうと感じました。ですが、当時はスマイルオブキッズの活動を始めたばかりで、患者家族の宿泊滞在施設の運営やきょうだい児支援で手一杯。こどもホスピスの立ち上げにかかわることは考えていませんでした。

そして時は流れ、2013年3月のある日、転機が訪れます。スマイルオブキッズに2500万円もの大金が寄付されたのです。のちに電話をしてくれた会計事務所の方によると「藤沢市在住の石川好枝さんの希望で、遺産を寄付した」とのことでした。生前の石川さんと面識がなかった私たちは驚きました。その遺志を知りたいと、私は石川さんから生前整理を任されていた、弁護士の熊澤美香さんのもとを訪ねたのです。

石川好枝さんは三重県にある看護学校を卒業後、神奈川県内の病院に60歳まで勤めた看護師の方でした。生涯独身だった石川さんは、コツコツと蓄えた財産を、難病の子どもをケアする「こどもホスピスの建設に使ってほしい」と希望されていたそうです。脳性まひの小児病棟で働いていた経験から、その必要性を感じ、子どもたちの将来を案じてのことでした。

生前、石川さんから熊澤さんに送られた手紙にはこんな思いが綴られていました。

「かつて四半世紀かかわった子どもたちへ、至らなかったぶん、今できることがあればと思うのです」

こどもホスピス建設への遺贈を検討していた石川さんですが、当時、計画されていたこどもホスピスの設立が中止になったことを知り、病児と家族の宿泊滞在施設「リラのいえ」を運営するスマイルオブキッズに遺贈先を変更されたと熊澤さんは話してくれました。「ただ、本当は子どものためのホスピスをつくってほしいとお考えでした」という言葉を聞き、私の心は大きく揺さぶられたのです。

こどもホスピスの建設は、私にとっても一つの夢でした。スマイルオブキッズでは、病児の両親ときょうだいを支援する活動をしてきましたが、「病気と闘う子どもたちに対してもっと直接的な支援ができないだろうか」と考えていたからです。病気の子どもに対する学びや遊び、発達のサポートが十分ではない社会の課題も感じていました。命を脅かされた子どもとその家族への直接的な支援は、娘のはるかや私自身が切実に必要としていたことでもありました。

石川さんの遺志を知り、私の心のなかに眠っていた、こどもホスピスへの想いがよみがえってきました。

弁護士の熊澤さんは、「こどもホスピスの建設に使ってもらえるのなら、石川さんの残りの遺産の8000万円を合わせて、1億500万円を寄付します」と言ってくださいましたが、1億円では施設を建設することはできません。医療施設でも福祉施設でもないこどもホスピスの運営を補助する公的な制度は日本にはなく、無事に施設を建設できたとしても運営費は寄付に頼らざるを得ない状況です。こどもホスピスでは医療スタッフを雇う必要があり、ボランティアだけで運営することができず、「リラのいえ」よりも運営費がかかるだろうと予想されました。

ただ、私は石川さんとの出会いを、なにか不思議な力で引きよせられたご縁だとも感じていました。小児病棟で働き、たくさんの子どもと家族に出会い、「こどもホスピスのような場が日本にも必要だ」と考えていた石川さん。その遺志を知り、「たとえ茨の道であっても、今こそ、かねてからの夢であった、こどもホスピスの立ち上げに挑戦するべきなのかもしれない」と思えたのです。

こうして、大きな流れに身を委ねながら、「横浜こどもホスピスプロジェクト」は始動しました。

２０１４年8月、スマイルオブキッズから波及するかたちで「横浜小児ホスピス設立準備委員会」が発足します。スマイルオブキッズの理事をはじめ、これまで私たちの活動を応援してくださっていた横浜市内にある法人企業の経営者の方々、重症心身障がい児と家族のための「地域がささえるふれあいコンサート」に協力してくださっている音楽関係の方々、総勢約20名が委員になってくださいました。

チャリティコンサートなどで募金活動を行い、イベントに協賛してくださる賛同企業を探しながら活動の幅を広げ、２０１７年7月、法人としての認可がおり、気持ちを新たに「ＮＰＯ法人横浜こどもホスピスプロジェクト」は船出します。弁護士の熊澤美香さんや東京慈恵会医科大学の柳澤隆昭先生、医学博士の池川明先生、聖路加国際病院顧問の細谷亮太先生が理事を務めてくださり、心強い布陣で、こどもホスピスの建設と小児緩和ケアの普及に向けての活動が始まったのです。

イギリスはこどもホスピス発祥の地

こどもホスピスについての理解を深めていただくために、まずは海外のこどもホスピス事情を紹介したいと思います。

世界で最初に誕生したこどもホスピスは、1982年に開設された、イギリスの「Helen house」です。教会のシスターをしていたフランシス・ドミニカさんが、ヘレンちゃんという2歳の脳腫瘍を患う女の子と出会い、看病で疲弊していた母親から預かったことに端を発します。フランシス・ドミニカさんの取り組みは、イギリス全土に広がり、現在では複数の事業者が参入。主要都市を中心に、なんと40以上ものこどもホスピスが存在します。

こどもホスピス発祥の地であるイギリスのホスピス事情を知るべく、横浜こどもホスピスプロジェクトでは、2017年と2018年に、マンチェスターにある「Francis house」

を訪れました。

「Francis house」には、0歳から16歳までの子どもの施設と、AYA世代（若年成人：Adolescent and Young Adult）と呼ばれる13歳から39歳までが利用できる施設があり、約90人のボランティアスタッフによって運営されています。

子どもの年齢や病状、希望にあわせて、一人ひとりの子どもに合った遊びや学びのカリキュラムが組まれ、子どもの成長や発達を支援します。「Francis house」では、子どものケアにあたる看護師だけではなく、遊びのプログラムをつくる専門職員が在籍している点が印象的でした。子どもたちは、家族と一緒にこどもホスピスを訪れ、看護師をはじめとする専門スタッフの支援を受けながら、遊びや学びの時間を過ごしたり、家族みんなで個室に宿泊したりすることができます。

AYA世代への対応が充実していることも、イギリスのこどもホスピスの特徴の一つです。1990年代半ばまでは、16歳以上の子どもの利用者はごく少数でしたが、医療の発達により、重い病気や高度な障がいを持つ子どもたちも、より長く生きられるようになりました。現在では16歳以上の利用者は137人にものぼり、そのうちの10人が30代前半といいます。2012年からはマンチェスター大学の協力を得て、研究結果に基づいたAYA世代向けのサービスを展開しており、両親だけでは看護が難しくなった若年成人のコミュニティ生活を支援しているそうです。

子どもが年齢を重ねた分だけ、当然ながら、両親は年老いていきます。老いた親にとって、病気や障がいを持つ我が子の看病をどうするのか、親の死後に子どもがどう生きていけばいいのかといった将来への不安は、とても大きなものです。

「Francis house」では、子どもが16歳までに入所すれば、その先もずっと支援を受けられる体制が築かれています。子どもに対する支援のみならず、その子どもたちが育ったあとのサポートにも力を注ぎ、十分な体制がとられていました。これは日本のこどもホスピスにおいても重要なテーマだと感じます。

また、イギリスのこどもホスピスで特徴的なのは、「地域に根ざした活動」が実現でき

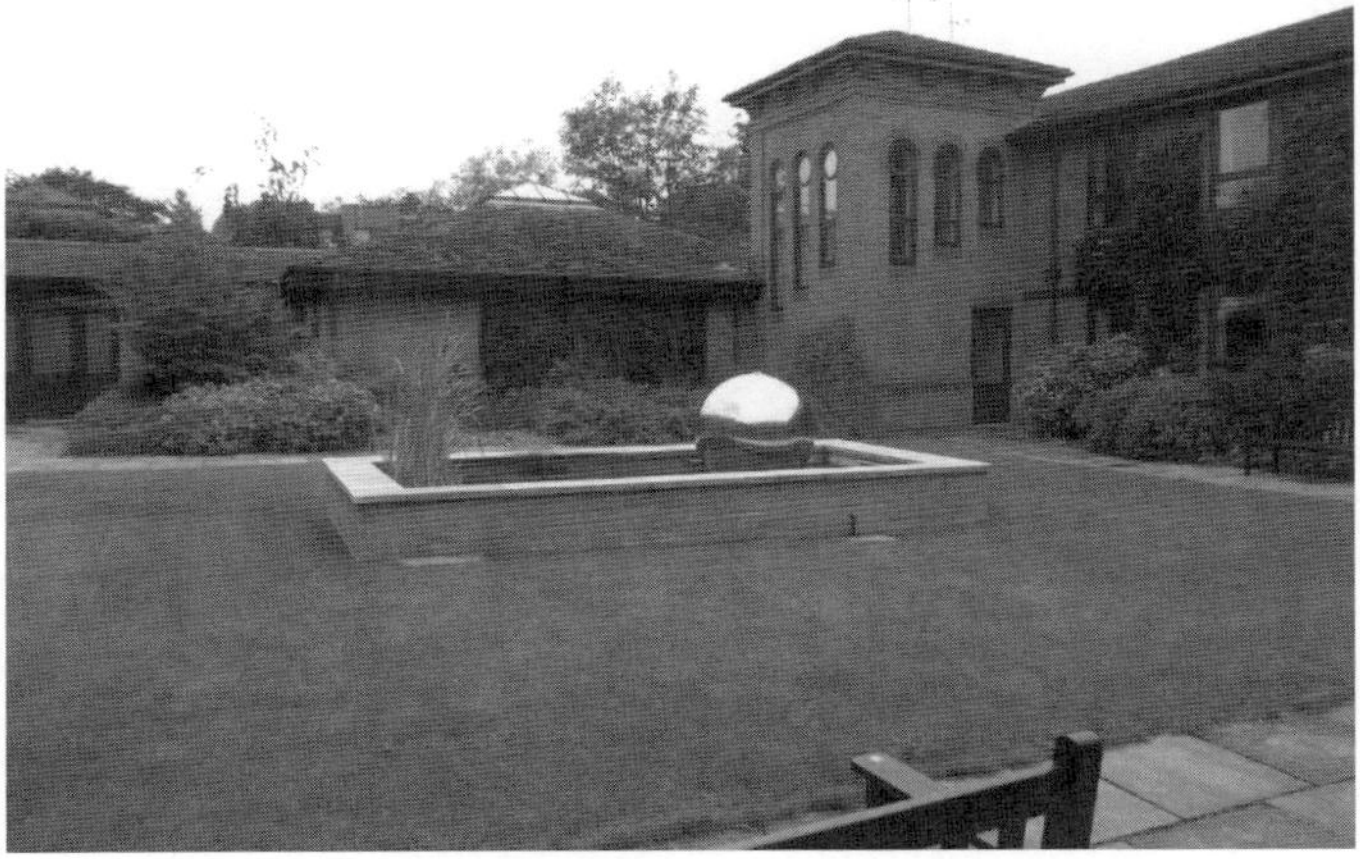

「Francis house」の中庭。左側は食事のできるテラス。

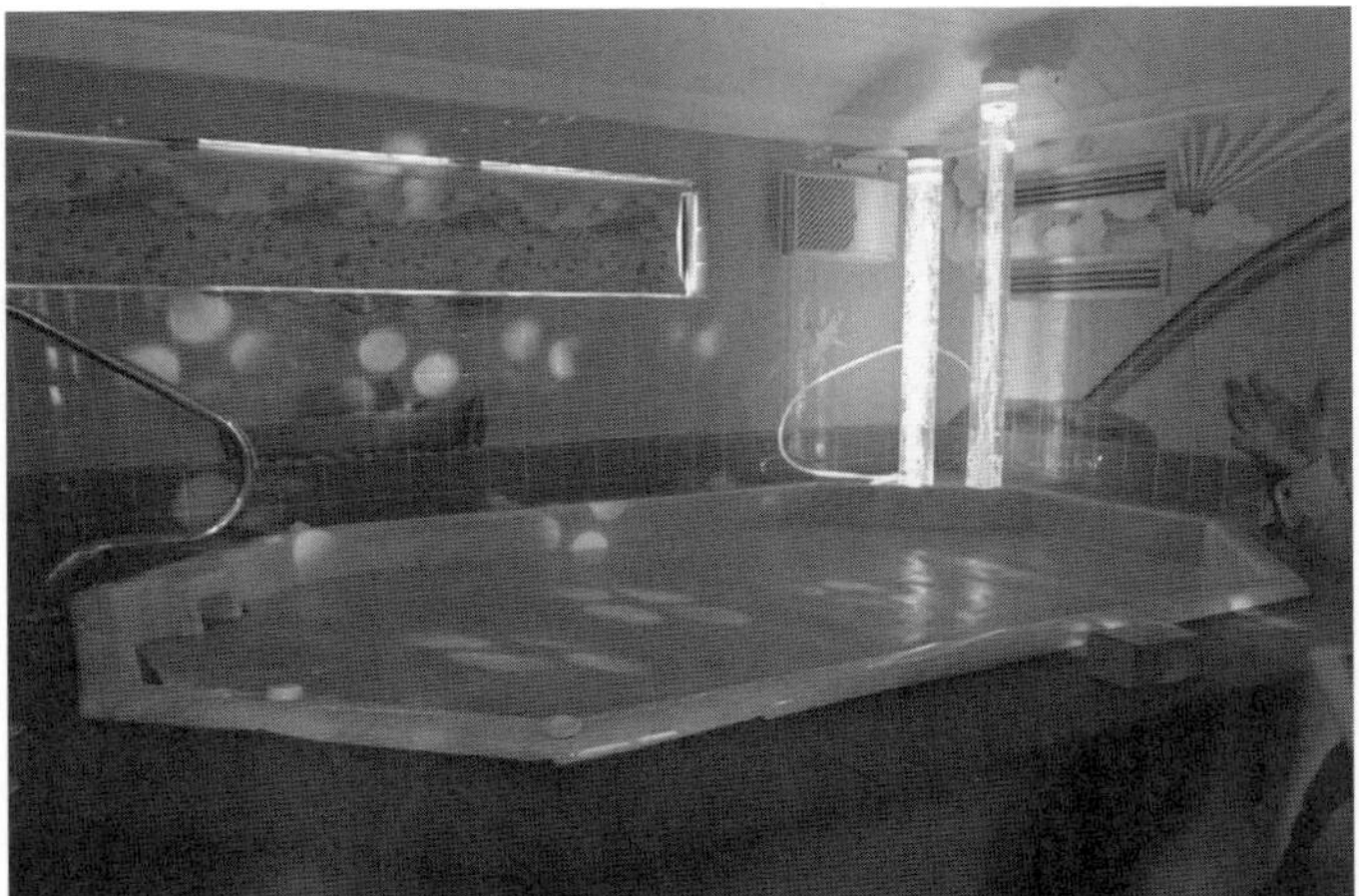

「Francis house」の中の大きなジャグジーバスルーム。

ています。運営費用のほとんどは、地域の企業や個人からの寄付金でまかなわれている点です。地域の人々がボランティアに積極的に参加し、日々の運営はもちろん施設の広報をはじめとする重要なミッションを担っています。自組織にクラウドファンディングの専門部署があり、グッズを販売したり、チャリティイベントを企画したりと、自ら資金を生み出す仕組みも整っていました。サッカーのマンチェスター・ユナイテッドの選手が定期的に訪問するなど、こどもホスピスは「大事にされるべき場所」「地域の人にとって誇れる場所」であるように感じられました。

ドイツで出会った、日本人のお母さん

ドイツでは、2002年に創設された「ドイツこどもホスピス協会」によると、4万人を超える子どもや青少年が、命を脅かす病気とともに生活しており、年間約5000人の子どもたちがそれらの病で亡くなっています。ドイツには20のこどもホスピスがあり、現在計画中の施設を含めると27にのぼります。

横浜こどもホスピスプロジェクトでは、デュッセルドルフ郊外にある2004年に開設された「Kinderhospiz Regenbogenland」を見学させてもらったことがあります。虹の国と名づけられたこどもホスピスは、0歳から15歳が利用する旧館2階建てと、16歳から29歳が利用する新館3階建てに分かれており、総勢57人のスタッフが在籍していました。

特徴的なのは、メインで子どものケアにあたるスタッフが全員看護師であるという点です。小児神経科、集中治療、腫瘍科、精神科などさまざまな医療現場での経験を持つ看護師が登録し、最大2名の子どもに対し1名以上の登録看護師が三交代制で常駐する体制を整えています。子どもたちの遊びのサポートは、保育士などの専門家が担う国もあるなか、図工や音楽などの遊びも看護師が担っているようです。看護師に対するサポートも充実しており、年間160時間の研修受講が可能で、修了すると認定証が与えられます。

「Regenbogenland」を見学させていただいた際、この施設を利用する日本人のお母さんと出会いました。2015年から2018年までドイツのデュッセルドルフ市に住み、医療的ケアを必要とする重度脳性まひの8歳の長男と3歳の双子のお子さんを育てているお母さんです。ドイツでの子育てや実際にこどもホスピスに通った感想をおうかがいしました。

「ドイツの医療現場でまず驚いたのは、死に関する話題を避けないことです。長男が重度の障がいを負ったとき、終末期ターミナルケアのチームが家にやってきました。緊急の事態に直面して初めて死に対峙するのではなく、病気や障がいが発覚した瞬間から〝最後〟を意識させられます。そのうえで〝どう生きていくのか〟を一緒に考えてくれるのです。死を見据えたうえで、生きることに焦点を当てていくような感覚でした。

ケアの一環としてこどもホスピスの利用を勧められた当初は、正直、戸惑いました。長男はこれからも生きていくと私は信じているのに、なぜこどもホスピスが必要なのだろうと思ったからです。医師に素直にその疑問をぶつけると、『あなたを休ませるためです』と言われました。そのような目的で利用することができるのかと納得し、ひとまず行ってみることにしました。実際に施設を訪れて驚いたのは、『ここは天国なの？』と思ってしまうくらい、優しくて可愛くてあたたかな空間だったこと。予約をすればいつでもカウンセラーと話ができ、休息が必要なときは長男を預けることもできます。こどもホスピスは、

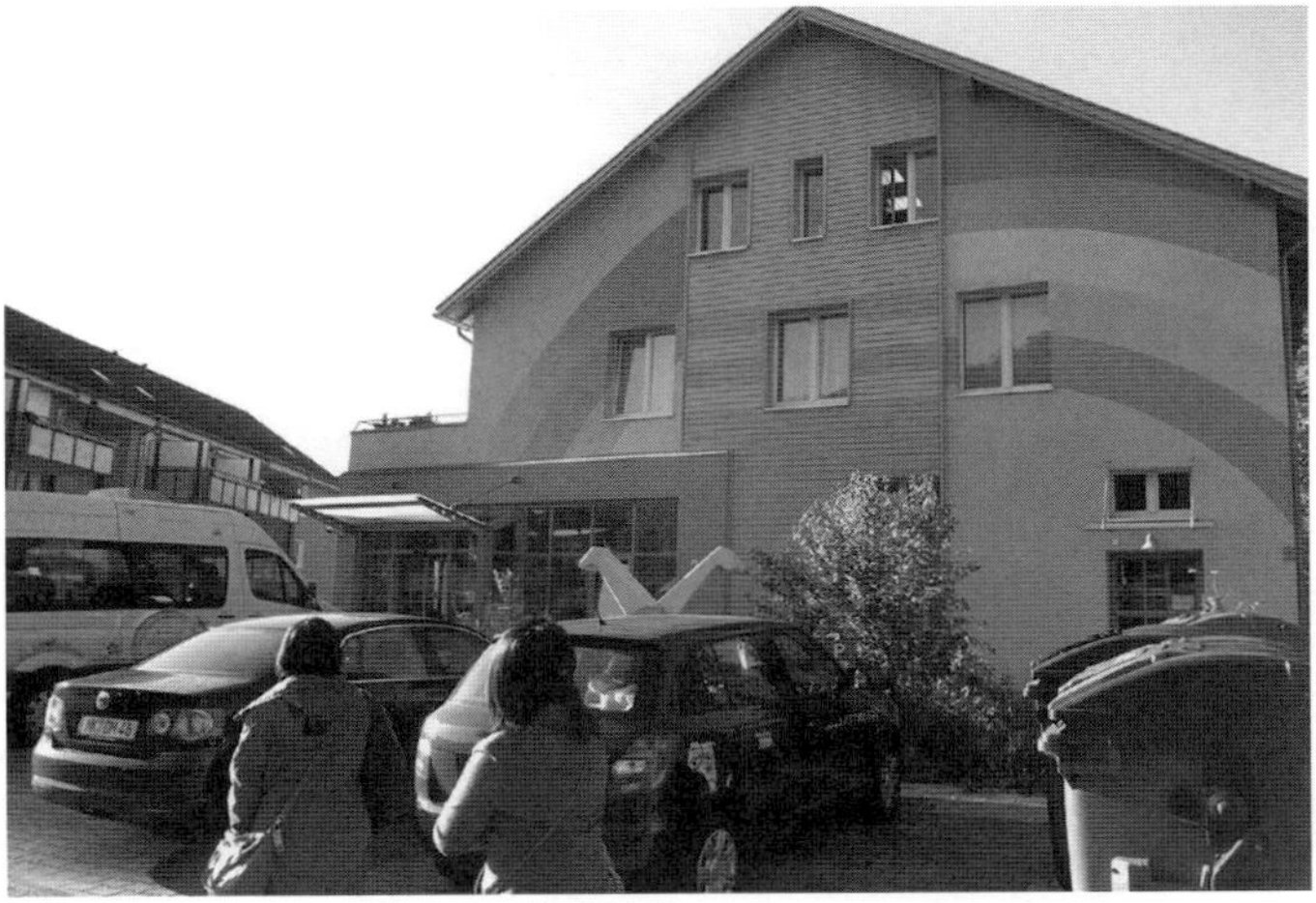

「Regenbogenland」の建物には虹の絵が描かれている。

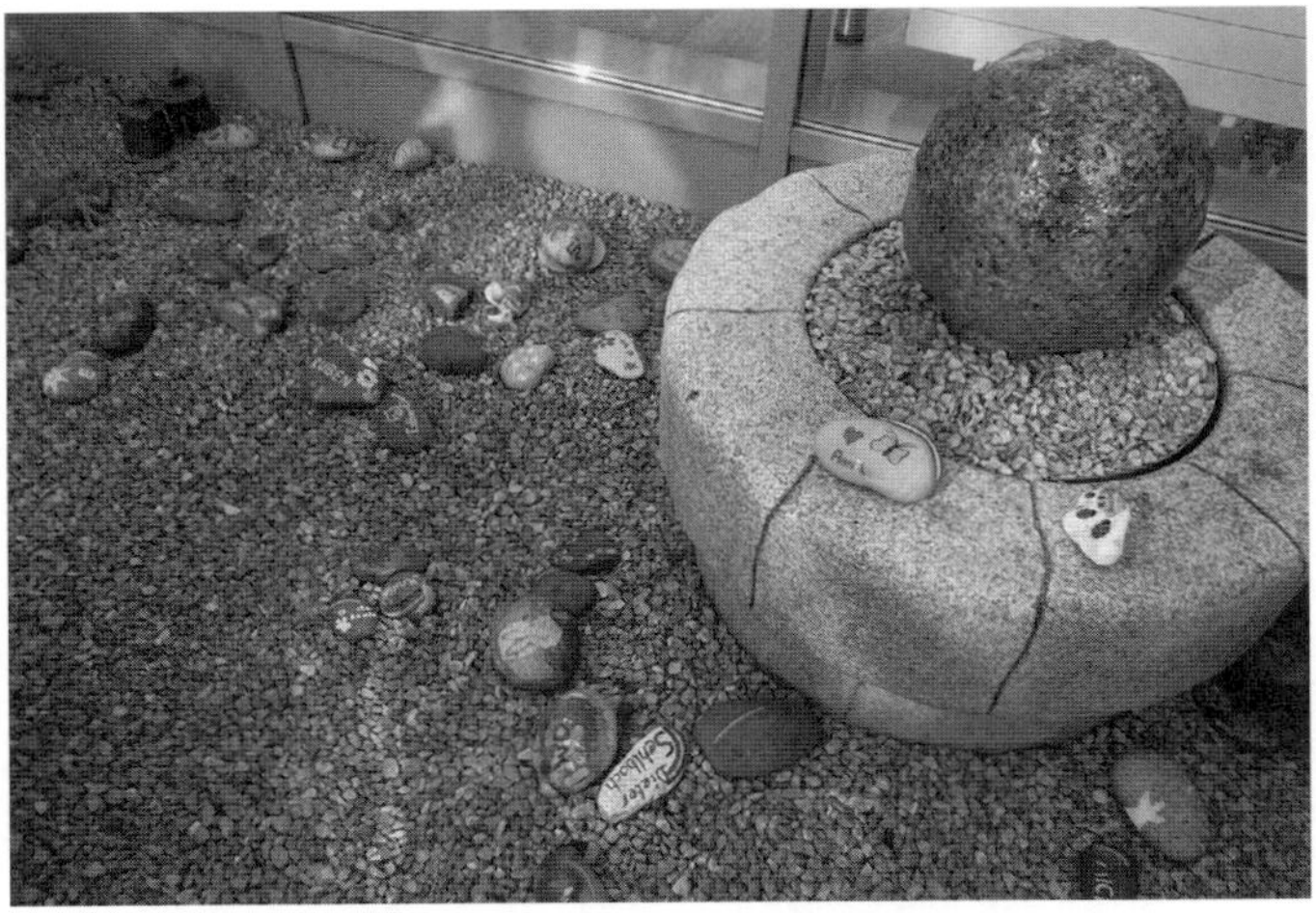

亡くなった子どもの名前が書かれた石が並ぶメモリアルガーデン。

長男のかかりつけ医院と連携しているため、体調に変化があらわれたときにはすぐさま医師の診察を受けることができました。なによりスタッフからやる気と誇りが感じられ、あっという間に、こどもホスピスは私にとっての心のよりどころ、家族にとっての居場所になりました。

日本には、『家族の看病は家族が行うもの』という考えが根づいているような気がします。頑張って当たり前。つらい思いをして当然。家族なのだから仕方ない。そんな雰囲気を感じるのです。でもドイツでは母親が『看病がつらい』『しんどいよ』と周囲にサラリと伝えられます。まわりにいる人も、そのつらさを当たり前のこととして受けとめ、『そうよね。じゃあ、手を貸そうか？』と言ってくれます。自分の気持ちを隠さないでいい風潮や文化はとてもありがたかったですね」

このお母さんは、年間28日、すべて無料でこどもホスピスを利用できたとのことでした。加えて、地域に介護をサポートしてくれるチームがあり、買い物や仕事をしている間、きょうだいの面倒を見てもらうことができます。

実際にこどもホスピスを利用したお母さんからお話をうかがえたことで、イギリスと同様にドイツにも、病気と闘う家族を孤立させないコミュニティがあり、それぞれの地域でセーフティネットが機能していることをまざまざと感じました。

レスパイトケアを重視するオランダ

オランダで初めて開設されたこどもホスピスは、アメルスフォールト郊外にある「Kinderhospice Binnenveld（２００２年開設）」です。１日最大で12名、18歳までのこどもを受け入れ、年間約50〜60名の利用があります。ドイツと同じく、こどものケアにあたるのは看護師が中心です。20名の看護師と5名の運営スタッフ、80名の登録ボランティアスタッフの手により支えられています。

オランダで特徴的なのは、レスパイトケアを重視している点です。レスパイトとは「一時中止」「休息」という意味。こどもの看護を在宅で行っている家族を休ませるために子どもを預かり、一時的にケアを代行する家族支援サービスを指します。

こどもの看護を在宅で継続して行うことは容易ではありません。特に人工呼吸器を装着している子どもであれば尚更です。24時間体制での見守りが必要な場合、親は睡眠時間を削られ、疲弊していきます。安心できる自宅で、きょうだいや祖父母などと一緒に過ごせる利点がある一方、在宅ケアには24時間面倒を見なければならない負担やプレッシャーが伴います。

たとえ一時的であったとしても、子どものケアをこどもホスピスが代行することで、家族を休ませ、リフレッシュを図ってもらうことが可能です。レスパイトケアは、こどもホスピスの大切な役割の一つといえます。

「Kinderhospice Binnenveld」への宿泊が許されるのは、病児だけです。両親や祖父母、きょうだいが泊まることはできません。個人的な意見としては「病気の子にとって、親と離れて宿泊することの負担は大きいのではないか」「家族が一緒に過ごすなかで、両親の負担が軽減するような支援をできないか」と感じたのですが、私がお会いしたオランダ「Kinderhospice Binnenveld」の代表やスタッフの方々の信念と情熱は素晴らしく、レスパイトケアの重要性と意義を実感されているようでした。「病院慣れしている子どもたちは、親元を離れてこどもホスピスに泊まることにも順応しやすい」というお話もありました。それだけ、日々子どもとかかわっている看護師の方々のホスピタリティや技術力が高いということなのかもしれません。

また、オランダでは複雑な医療ケアを必要とする重症児のほとんどに健康保険が適用されます。オランダに7つあるこどもホスピスの多くは、運営費用の多くを健康保険でまかなっています。主治医のいる病院と密に連携をとり、公的な資金を活用しながら豊富な専門知識を持った看護師や家庭医、児童理学療法士、言語療法士、そしてボランティアスタッフがチームとなって病児を支えている点もオランダならではの特徴だと感じました。

友のように、家族のように、寄り添うということ

横浜にこどもホスピスを建設するにあたって、イギリス、ドイツ、オランダの3カ国を

まわり、施設を見学しながらさまざまなお話をうかがいました。

イギリス・マンチェスターの「Francis house」、ドイツ・デュッセルドルフの「Kinderhospiz Regenbogenland」、オランダ・アメルスフォールトの「Kinderhospice Binnenveld」。それぞれが異なる文化や歴史的な背景のなかで、幾度もの苦難を乗り越えながら独自の発展を遂げていましたが、すべての施設に共通していたものも数多くあったように思います。

その一つが、まるで「おうち」のように感じられる、あたたかな雰囲気です。こどもホスピスとは、「重い病気や障がいと闘う子どもと家族が安心して、明るく楽しい時間を過ごせる第二の我が家である」という根本思想が反映されていました。

スタッフと利用者との関係も、病院とは異なります。「患者家族と医療者」、「サービスを受ける人とサービスを提供する人」という立場ではなく、「友のように、家族のように」寄り添うことを大切にしています。そして、友情と信頼で結ばれたその関係は、子どもが亡くなってしまったあとも、ずっと続いていくものです。

子どもが重い病気になる。そう遠くない将来、亡くなってしまうかもしれない。その不安や悲しみ、怒り、やるせなさは言葉で言いあらわせません。決して一人で抱えきれるものではないのです。病気の子どもたちにも、家族にも、不安や想いを分かち合える、全力でサポートしてくれる人の存在が必要です。

海外のこどもホスピスの共通点の二つ目は、理念や思想、開設者の想いが施設全体に行きわたり、そのポリシーのもとに医療者やボランティアスタッフが一つにまとまっていた点です。

イギリスの「Francis house」では約90名ものスタッフが働いていますが、全員が集合できる会議室があり、研修やレクリエーションでスタッフ同士の交流を図っていました。

オランダやドイツでも、情報共有を丁寧に行い、小さな業務上の改善についてもみんなで話し合いながら決めています。子どもの死を避けられない仕事ゆえ、スタッフへのグリーフケア（愛しい存在を失ったことにより生まれる悲嘆をケアすること）も欠かせません。

それぞれのホスピスが一つのチームとなり、お互いに助け合いながら、病児や家族に向き合っていました。

「横浜こどもホスピス」が目指すもの

私たちが開設を目指している「横浜こどもホスピス」についても、少しお話しさせてください。

家（おうち）のようなあたたかい家庭的な場であること。友のように、家族のように、病気の子どもや家族に寄り添いながら、共に楽しい時間をつくりだしていくこと。これらの思想を体現することは、海外視察を通じて学んだ世界標準のこどもホスピスと同様です。

横浜こどもホスピスを利用できるのは、LTC（Life threatening condition）と呼ばれる「早期の死を免れることが困難な病気」を患っている18歳までの子どもたちとその家族。小児がんや先天性心疾患、神経筋疾患、代謝性疾患、染色体異常、重度脳性麻痺など命を脅かす病と闘っている子どもと家族が、心穏やかに、楽しく過ごせる場所を目指します。

常勤の看護師、保育士、事務スタッフ、介護や福祉の経験があり緊急の対応ができる宿泊スタッフ、非常勤の作業療法士や理学療法士、ボランティアスタッフでチームを組み、地域の医師会や近隣の病院、お子さんが通われている病院と連携しながら、病気の子どもと家族のケアにあたります。

横浜こどもホスピスに通う子どもたちは、日中、どのように過ごすのか。こどもホスピスが一般的ではない日本では、想像しにくいかもしれません。病気の子どもが家族と一緒に訪れる（あるいは宿泊する）、幼稚園・保育園のような「遊びや学びの場」だと捉えていただくといいでしょう。また、少し年齢の高いお子さんにとっては、勉強をしたり、趣味の時間を過ごしたり、お友達と触れあえる児童館のイメージに近いかもしれません。ただ、幼稚園や保育園、児童館と違うのは、「親やきょうだいと一緒に過ごせる点」と「治療や緩和ケアに精通した看護師や保育士が常駐している点」です。

こどもホスピスを訪れると、ご家族専属の職員（看護師や保育士）がそばに付き添います。利用開始前に、子ども自身の「こんなことがしたい」という希望や、病気の進行、身体の症状に合わせたプログラムを組みますから、その内容に沿って1日楽しむことができます。場合によっては、複数の子どもたちで遊ぶイベントやセラピーを企画します。きょうだいはもちろん、いとこや友達を呼んで一緒に遊ぶことも可能です。

施設の概要については、まだ計画段階ではありますが、家族が滞在できる個室、イベントができる広いリビング、子どもたちが勉強や音楽・図工ができる部屋などを設ける予定です。大人の発想だけではなく、闘病中の子どもたちの意見も聞きながら、子どもならではの感性や夢を反映した空間をつくっていきたいと考えています。

家族が滞在できる個室は2〜3室を予定していますが、さらに、部屋を増築できるスペースを残すつもりです。すでに開設されているこどもホスピスの事例を見てみると、開設直後は「泊まり」よりも「通い」での利用を希望される方が多いようですが、〝家族そろって宿泊する体験〟にこそ、こどもホスピスを利用する価値が凝縮されていると個人的には考えています。ホテルや旅館への宿泊に不安があるお子さんも、こどもホスピスであれば安心して泊まることができます。お父さん、お母さん、きょうだいと病院でも家でもない場所で共に過ごし、遊び、夕食を囲み、お風呂に入り、一緒に眠る体験は、子どもにとって楽しく、そして家族にとってかけがえのない想い出となるはずです。開設当初は小さく始めながらも、徐々にサービスを拡大していきたいと考えています。

また、横浜に根ざし、地域に開かれた施設として地元の方々の交流の場でありたいというのが私たちの願いです。病気の有無にかかわらず、地域の大人や病児の同級生、友達、きょうだいなどが気軽に訪れられる施設にしたい。絵や陶芸の得意な方に個展を開いてもらったり、音楽が得意な方にコンサートをお願いしたりすることもあるでしょう。一方、病児の親にとっては、似た境遇の家族とのつながりができたり、病気について気軽に話せたり、がんを含めた小児慢性疾病の情報を得られたりする場にもなると思います。

病院を退院し、ほっとできる我が家に帰りたい。でも自宅に戻り、家族だけで24時間看護するのは心もとない。そんな想いで揺れている家族は多いでしょう。あるいは、在宅でのケアをしながら、病児にもっと様々な体験をさせたい、学びや遊びの機会を与えたいと考えているご両親もいらっしゃるかもしれません。こどもホスピスは、そんなご家族の希望を叶える選択肢の一つになり得ます。

生命を脅かされた病気の子どもとその家族がありのままの姿で受け入れられ、本来あるべき〝子どもらしい姿〟、〝家族らしい姿〟でいられる場所が、こどもホスピスです。病院でもない、家庭でもない、学校でもない新しい居場所として、闘病中の子どもや家族に寄り添い、今ここにある不安や課題を少しでも解消するお手伝いができたらと考えています。

日本でのこどもホスピスの動き

日本においても小児緩和ケアは少しずつ広まりを見せています。しかしながら、正確な認知と理解が進み、日本全国どこにいても均一で十分なケアが受けられるまでには至っていません。

イギリスでは、小児緩和ケアを提供する「こどもホスピス」が40以上開設されているのに対して、日本では2カ所のみ。日本の小児緩和ケアは、まだまだ普及の過程にあると言わざるを得ません。

もちろん、日本で「生命を脅かされた子どもたちのために力を尽くしたい」と奮闘されてきた方々はたくさんいらっしゃいます。その方々の努力のおかげで、今日があります。

日本で初めてこどもホスピスが開設されたのは2012年11月。大阪市東淀川区にある淀川キリスト教病院内につくられた「淀川キリスト教病院ホスピス・こどもホスピス病院」です。

世界初の小児ホスピスの創始者であるシスター・フランシス・ドミニカさんが2009年に来日し、大阪で講演。淀川キリスト教病院を訪問し「ぜひ日本にも、こどもホスピスをつくってほしい」とお気持ちを伝えられたことがきっかけでした。小児がん患者が緩和ケアを受ける部屋と、家族のレスパイト（休息）のための部屋があり、小児科当直医が常駐する医療型のこどもホスピスとして規模を拡大してきました。

そして日本で初めて民間団体が運営するコミュニティ型子ども向けホスピス「TSURUMIこどもホスピス」も、2009年のシスター・フランシス・ドミニカさんの来日をきっかけに始動します。イギリスの「ヘレン&ダグラスハウス」の理念に共感した高場秀樹さんらが2016年大阪の鶴見緑地公園に開設しました。

また、同年4月には国立成育医療研究センターの敷地内（東京都世田谷区）に医療型短期入所施設「もみじの家」がオープン。在宅で医療的ケアを行っている子どもと家族をサポートしています。

横浜と同様、福岡や北海道でも「こどもホスピスをつくろう」という動きがあり、プロジェクトの推進に尽力されている方々がいます。世界から遅れながらも、日本で小児緩和ケアを広めていこうとする機運が今まさに高まりつつあると感じます。

こどもホスピスをもっと多くの方に知ってほしい。医療・福祉・教育制度の狭間にいる子どもたちの現状を伝えたい。そんな思いから、2018年2月11日、国内こどもホスピス関係者の協力を得て、「第1回　全国こどもホスピスサミットin横浜」を開催しました。

看護師さんや医師、福祉の仕事に携わる方など約300名が来場。医療にかかわる方からの関心の高さを感じました。

ゲスト挨拶では、神奈川県副知事や横浜市医療局長から力強い応援メッセージをいただきました。第一部では、神奈川県立こども医療センター新生児科の豊島勝昭先生、横浜市大附属病院脳神経外科の山本哲哉先生、NPO法人シャイン・オン・キッズ、ファシリティドッグハンドラーの森田優子さんをお招きし、「小児緩和ケアと子どもの命」をテーマに基調講演をしていただきました。

第二部では淀川キリスト教病院副院長の鍋谷まこと先生、TSURUMIこどもホスピス代表理事の高場秀樹さん、ゼネラルマネージャーの水谷綾さん、国立成育医療研究センターもみじの家ハウスマネージャーの内多勝康さん、一般社団法人北海道こどもホスピスプロジェクト代表理事の佐藤貴虎さん、NPO法人福岡子どもホスピスプロジェクト代表理事の濵田裕子さん、東京慈恵会医科大学の柳澤隆昭先生、昭和大学病院の副島賢和先生といった実に多くの関係者に登壇いただき、こどもホスピスの現状説明やパネルディスカッションを行いました。

「第1回　全国こどもホスピスサミット」で語られたのは、こどもホスピスは諦めや看取りの場所ではなく、豊かに生きることを支える場所であるということ。「命を脅かす病気と闘う子どももやきょうだい、両親の笑顔のために、みんなで手を取り合おう」というメッセージです。サミットの最後には、今後こどもホスピスが目指していくこととして「横浜宣言（2018年2月11日合意）」が発表されました。

また、「全国こどもホスピスサミット」は2019年7月、札幌にて第2回を開催。「北海道宣言（2019年7月14日合意）」を発表し、4月28日を「日本こどもホスピスの日」とし、4月28日から5月5日までを「日本こどもホスピスウィーク」とすることを宣言しました。この期間に、全国各地でさまざまなイベントを行うことで、こどもホスピスの理解啓発につなげていきたい考えです。また、地域で暮らす一人ひとりが、子どもたちの笑顔を守るためにできることを考えるウィークになればという想いが込められています。今後も、継続的にサミットを開催し、こどもホスピスの認知度の向上と理解促進、連携強化に取り組

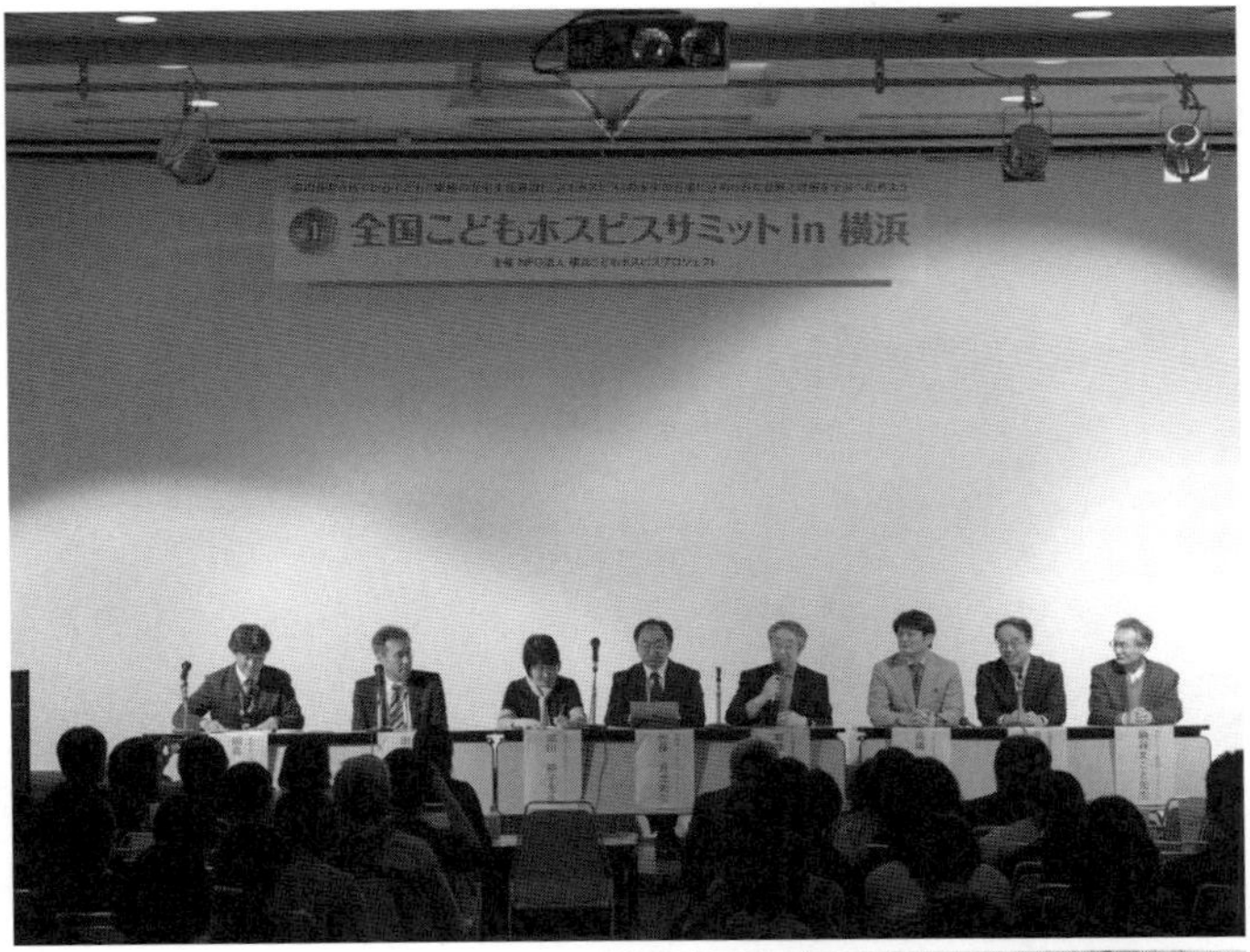

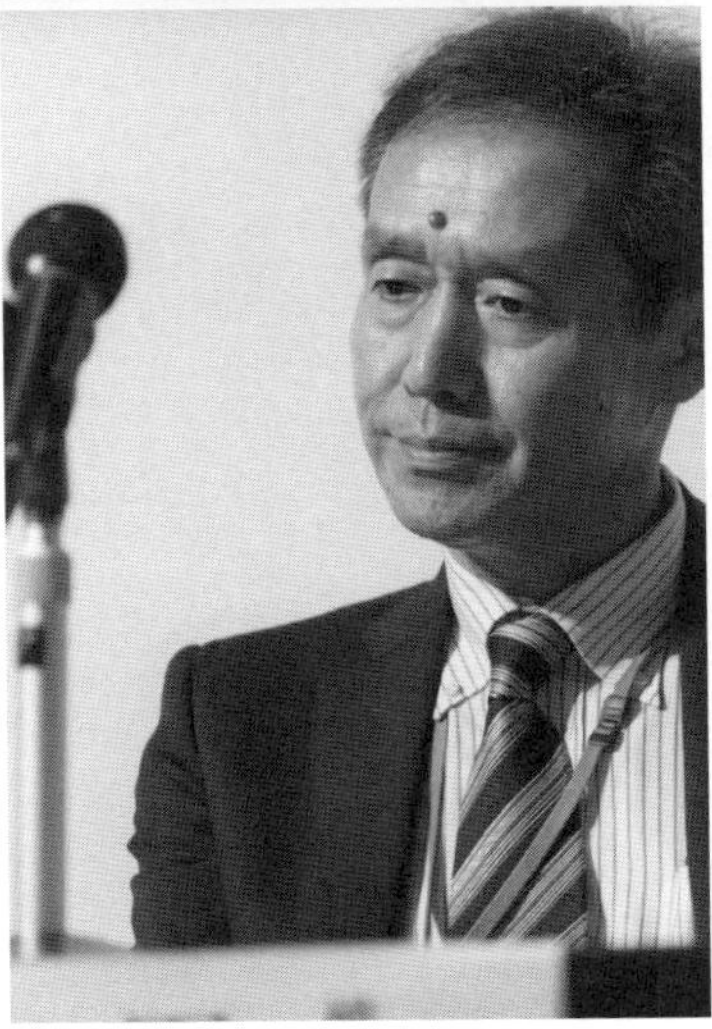

上／第1回全国こどもホスピスサミットでのシンポジウム。
下／活動を始めてから、人前で話すことが増えてきた。

んでいきます。

第1回全国こどもホスピスサミット　横浜宣言

1．こどもホスピスは、医療、福祉、教育の狭間にいる子どもや家族に寄り添います。
2．こどもホスピスは、命の脅かされている子どもと家族に、豊かな時間を提供します。
3．こどもホスピスは地域とともに歩む、開かれた施設を目指します。
4．私たちは、小児緩和ケアに取り組む支援施設を全国に広げていくために協力し合います。

世界から託されたバトンをつなごう！

「第1回　全国こどもホスピスサミット」のちょうど翌年にあたる2019年2月11日、

横浜こどもホスピスプロジェクトが主催となり、世界各国のこどもホスピス関係者をお招きしての「第1回　世界こどもホスピスフォーラムin横浜」を実現することができました。

世界こどもホスピスフォーラムの副題は、「世界から託されたバトン～つなげよう 日本の子どもたちのために！」です。

横浜こどもホスピスプロジェクトでは、2017年から2018年にかけて、「こどもホスピス発祥の地であるイギリス」「北欧並みの制度を持ちながら市民参加型の福祉を実現しているオランダ」「イギリスに次いでこどもホスピスの多いドイツ」の3カ国を視察。イギリスの「Francis house」には宿泊もさせていただき、利用者の視点から子どもや家族がどのように過ごしているのか、1日の流れを体験させてもらいました。

この海外視察がきっかけとなり、世界のこどもホスピスをつなぐフォーラムを、ここ横浜で初めて開催することができたのです。

各施設の代表やマネージャーのみなさんは、病と闘う日本の子どもたちが置かれている

状況に関心を寄せてくださいました。日本の小児緩和ケア普及の一役を担えるのであれば
と、会議への参加を承諾してくださったことは、本当にありがたいことでした。

イギリスから始まったこどもホスピスの活動が世界に広がりつつあるなか、「世界の各施設が今後どう連携していくべきか」「子どもたちの命をどう支えていくのか」を、国内外のこどもホスピスの代表者が膝を突き合わせて考える機会を持てたことはとても有意義だったと思います。

「世界こどもホスピスフォーラム」の来場者は350名以上。新聞やWEBメディアなどで紹介されたこともあり、北海道や九州などの遠方から来てくださる方々も大勢いました。「小児緩和ケアについて学びたい」「世界のこどもホスピス事情が知りたい」という医療関係者や、私たちの活動を応援してくれる方々が集まってくださったのです。

開会の挨拶では、神奈川県知事と横浜市副市長にご登壇いただき、心のこもった応援メッセージをいただきました。第一部では、イギリスの「Francis house」代表デビッド・アイルランドさん、オランダの「Kinderhospice Binnenveld」代表ウィルマ・ストーリンガさん、日本初の医療型こどもホスピスである「淀川キリスト教病院」副院長の鍋谷まこと

先生、国際小児緩和ケアネットワーク「ＩＣＰＣＮ」代表のジュリア・ダウニングさんに、国内外のこどもホスピス事情を詳しくお話しいただきました。

第二部では、ご紹介した方々に加え、「Francis house」ケア・ディレクターのジリアン・ベヴァンさん、「Kinderhospice Binnenveld」ファンドレイザーのイルセ・ヴァスターマンさん、海外でこどもホスピス利用経験のある患者家族の菊池志穂子さん、そして「横浜こどもホスピスプロジェクト」を代表して田川尚登がその輪に加わり、東京慈恵会医科大学の柳澤隆昭先生をモデレーターにパネルディスカッションを実施。フォーラムにご参加いただいた方からの質問にも一つひとつ丁寧にお答えいただきました。

世界こどもホスピスフォーラムで語られたエピソードで印象的なものをいくつか紹介します。

イギリスの「Francis house」を訪れた少女が発した「私は死ぬためにここに来たと思っていたけれど、生きるために来たのだとわかった」という言葉は、こどもホスピスの意義を象徴しているように感じられました。

こどもホスピスが広く普及しているイギリスでさえ、ホスピスを悲しい場所だと思いこみ、助けを求めることをためらう人がいるそうです。ただ、実際に訪れてみると、快適で安らぎがあり、面白くて楽しい場所だと知ることができます。「こどもホスピスでは、病気の子どもが生きることを精一杯楽しんだ姿を家族に見せることができ、家族もまた子どもたちの生きざまを見届けることができる」と話されていました。

オランダのウィルマ・ストーリンガさんは、「こどもホスピスにいることは何も特別なことではない」と語ります。家庭でリラックスした時間を過ごすことや、学校に行って勉強するのと同じように、「居場所の一つとして選ぶことができる」だけのことです。

そして力強く伝えてくださったのは、「子どもたちに敬意を持つことの大切さ」です。「子どもたちは、いろんなことをわかって、感じています。何らかの意思決定をするときには、慎重に子どもの意見を聞くこと。話し合える雰囲気をつくること。嘘をつかないこと。一緒に食事をとり、歌を歌い、ブロックで遊ぶこと。大人の先入観で決めつけず、子どもの気持ちに寄り添うことが何よりも重要です」

大人は簡単に子どものときに抱いていた感情を忘れてしまいます。しかし、だからこそ命を脅かされた子どもが「どんな苦痛を感じているのか」「どんな希望や願いを抱いているのか」、心の声に耳を傾けようと努力することが大切です。

横浜こどもホスピスも、子どもの視点に立ち、声なき声に真摯に耳を傾けることから始めたいと考えています。

ずっと、一緒に生きていく

こどもホスピスという言葉から「病気の子どもを看取る場所」を想像される方もいらっしゃるかもしれませんが、現状では、こどもホスピスで子どもを看取るケースはほとんどありません。

こどもホスピスの先進国であるイギリス・ドイツ・オランダにおいても、ホスピスで子どもが亡くなるケースは年間で10例にも満たないといいます。ほとんどのご家族が「自宅での看取り」を希望されるからです。こどもホスピスで亡くなる場合は、よほどこどもホスピスに思い入れがあり、「この場所にずっといたい」と子どもが強く要望したときのみです。日本では、「病院」で亡くなるケースが最も多く、次いで「自宅」となっています。

子どもは、亡くなるその瞬間まで、成長しつづけます。病気の影響で痛みがあったり、苦しかったりしても、「あんなふうに遊びたい」「次はこんなことをやってみよう」と考えつづけています。子どもたちの遊びや学びへの意欲はとても大きなものです。最後まで100％の力をふりしぼって生き、ある日突然別れがきてしまう。だからこそ、こどもホスピスは、死にゆく場所ではなく、今を一生懸命に生きている子どもたちと共に生きる場所なのです。

多くの場合、限りある命を輝かせた子どもたちにも、やがて「死」が訪れます。子どもが亡くなったあとも家族とつながり、喪失の悲しみやつらさ、後悔などの感情をケアすることも、こどもホスピスが担う大切な役割です。

大阪の「淀川キリスト教病院ホスピス・こどもホスピス病院」では、四十九日のあとに担当看護師が入院中の楽しい想い出をまとめたアルバムを持って自宅を訪ねたり、遺族会を開いたり、院内に亡くなった子どものメモリアルコーナーを設けたりして、死後の悲しみに対する継続的なケアに取り組んでいるといいます。

私たちが視察したイギリス・オランダ・ドイツの施設にはいずれも、亡くなった子どもたちの想い出の品を集めた部屋や空間がありました。

ご両親が、子どもの想い出に触れたくなったとき、いつでもこどもホスピスを訪れることができます。そこには、生前の子どもたちを知るスタッフがいて、どんなときもあたたかく迎えてくれます。娘を、息子を愛してくれた友人のようなスタッフと、楽しい想い出を振りかえったり、闘病生活について語り合ったり、今の苦しい胸のうちを吐露したりすることができるのです。

スタッフもまた、親しい子どもを失った悲しみを抱えています。生前の子どもを知っている者同士が集まり、悲しみやつらさ、楽しい想い出を分かち合えることは、残された人たちの明日を生きていく活力につながるはずです。

第三章で紹介した杉山真紀さんと谷畑育子さんは、「患者会で出会い、親しくしているお母さん方のお子さんたちに会ってみたかった。子どもたちが生きているときから共に支え合い、信頼関係を育むことができたら、どんなに心強かっただろう」と語ります。

きょうだいを亡くした子どもに対するケアも、こどもホスピスだからこそ担える重要な役割です。

はるかの姉である長女は、事情を知らない人から「きょうだいはいるの？」「きょうだいは何人？」と尋ねられることがあり、そのたびにどのように答えたらいいのか逡巡していました。

「私には妹がいるけれど亡くなってしまった。二人姉妹なのだから、『きょうだいはいない』と言いたくないけれど、『いる』とも言えない……」

こんな複雑な心境でゆれていたのです。親には親の、きょうだいにはきょうだいの悲しみや生きづらさがあります。

子どもを亡くした親同士が集まることで癒された大人が多いように、きょうだいを亡くした子ども同士がつながることにも、大きな意味があるはずです。学校の友達には言えない話も、気兼ねなくできるかもしれません。少なくとも、「きょうだいを亡くす経験をしているのは私だけではない」とわかるだけでも、心の負担は軽くなるはずです。

子どもを亡くしたあと、こどもホスピスに行きたくないというご家族もいるでしょう。ですが、「いつでも訪ねることができる場所がある」ということが大切です。だからこそ、こどもホスピスは継続的な運営がとても重要だと私は思います。

子どもの死は、この世でいちばんと思えるほど、つらく悲しいことです。どんなに時間が経っても喪失の傷が癒えることはありません。

第三章でご紹介した遺族の方々も、子どもとの想い出をふりかえるとき、涙なしに語ることはできませんでした。「何年経っても、涙って出るんですね」とおっしゃる方もいました。

しかし、いずれの方も、お子さんが亡くなったあと、また新しい絆を息子さん、娘さんと築きながら、生きていらっしゃるように感じられました。お子さんの姿は見えないけれど、触れることはできないけれど、家族の一員としていつもそこにいてくれると話されていたからです。

私自身もそうです。はるかと出会えた意味は何だったのだろう。はるかはどんな使命を抱いて生まれてきたのだろう。、そう考えることで、はるかと新しい絆を結ぶことができました。

こどもホスピスの建設に向け、奔走している今、私はいつもはるかの存在を感じていま す。私の心の真ん中には娘がいて、行動を共にし、同じ夢に向かって一緒に歩いているのです。

はるかも、航平くんも、瑠璃ちゃんも、伸吾くんも、幼くして旅立ってしまった子どもたちはみな、彼ら彼女らを大切に想う人たちと共に生きています。今も、生きつづけています。次代へとバトンを渡しながら、その命は、いつまでも輝きつづけるのです。

娘にしてあげたかったこと——こどもホスピスの開設に向けて

横浜にこどもホスピスをつくることは私の夢です。

こどもホスピスの普及を通じて小児緩和ケアを全国に広めていきたいと考えています。横浜こどもホスピスで実現したいことはすべて、娘のはるかが教えてくれたことであり、はるかにしてあげたかったことでもあります。

はるかの闘病生活を通じて感じた、余命の時間の大切さ、子どもと過ごす豊かな時間の大切さを、多くの方に知っていただきたいと思っています。

2017年7月に本格稼働した「NPO法人横浜こどもホスピスプロジェクト」は、今年で3年目を迎えました。開設準備と並行し、こどもホスピスを社会に知っていただく広報活動や小児緩和ケアの研究に力を注いでいます。

2018年には「かながわボランタリー活動推進基金21協働事業負担金対象事業」に選んでいただき、神奈川県との協業で「小児がんなどで子どもを亡くされた遺族へのニーズ調査」や「専門家をお招きしての病児と遊びの研究会」に継続的に取り組んでいます。

小児病院や福祉施設、こどもホスピスのボランティア人材育成につながる活動としては「小児緩和ケアに関する講演会やコンサート」を実施し、厚労省外郭団体の福祉医療機構の助成金事業では「小児緩和ケアの一般向け研修会」や「小児病院から治療を終え在宅へ移行する子どもと家族にかかわりのある医療・福祉など多職種連携の勉強会」を専門家と共に開催しています。

前述した「全国こどもホスピスサミット」や「世界こどもホスピスフォーラム」も定期開催となり、「第2回 全国こどもホスピスサミット」は2019年7月に札幌にて開催。「第2回 世界こどもホスピスフォーラム」は2020年2月に横浜にて開催予定です。

横浜こどもホスピスの施設建設費用のための募金目標は3億6000万円。3臆円を達成し、開設に向けてもう一息のところまできています。今後さらに目標額を達成することで開設に向けた取り組みへの理解も一気に加速するのではないかと期待を寄せているところです。

ただ、無事にこどもホスピスが完成したあとも、運営費用は寄付により支えられます。本書を通じて、こどもホスピスの存在を知り、生命を脅かされた子どもと家族にあたたかい関心を寄せていただけましたら幸いです。医療と介護、福祉の狭間で大変な毎日を過ごしている子どもと家族が回復していく場所をつくるべく、これからも精進してまいります。ぜひとも、応援をよろしくお願いいたします。

NPO法人横浜こどもホスピスプロジェクト

http://childrenshospice.yokohama/

NPO法人横浜こどもホスピスプロジェクトの活動は、みなさまからのあたたかいご支援により支えられています。サポート会員のお申し込みや自由な金額でのご寄付を随時受け付けております。詳細はホームページをご覧ください。

コラム4

限りある子どもの命と、どう向き合うか

本書最後のコラムは、「限りある子どもの命と、どう向き合うか」について考えます。こどもホスピスの根源となる、とても重要なテーマで、正解があるわけではありません。一人ひとりの子どもと家族の数だけ、より望ましい向き合い方があるのだと思います。

横浜こどもホスピスプロジェクトでは、神奈川県との共催で「子どものいのちと向き合う 講演&コンサート」を定期開催しています。その第一回講演で前田浩利先生がお話してくださった、あるお子さんのエピソードを本書でも紹介させてください。

前田浩利先生は、2011年に日本初となる小児在宅医療機関である「子ども在宅クリニックあおぞら診療所墨田」を開設された方。いわば、小児訪問診療の第一人者であり、開拓者です。2013年からは医療法人財団はるたか会の理事長として、日本ではまだ少ない子どもの在宅医療をけん引されています。限りある子どもの命と向

き合うということを考えるとき、前田先生には忘れられない患者さんとご家族がいます。

「18トリソミー」と呼ばれる染色体異常を持って生まれたお子さんとのエピソードです。「18トリソミー」とは18番染色体が1本多いために発症する先天性疾患で、医学の教科書には「1歳までに95％の子どもが亡くなる」と記載されています。

この病気を持つお子さんが生まれたとき、小児科医はご両親に「この赤ちゃんは長く生きることが難しいでしょう。もしかしたら明日、亡くなってしまうかもしれません」と伝えます。お母さん方は、こうおっしゃるそうです。

「小児科の先生も、看護師さんも、出産後におめでとうと言ってくれない。この子は一生懸命に生まれてきたのに」

今日亡くなるかもしれない。明日旅立ってしまうかもしれない。ご両親は不安や恐怖と闘いながら、日々を過ごします。前田先生が出会ったお母さんは、毎日病院に通い、来る日も来る日も、お子さんの写真を撮りつづけました。

なんとか生後2カ月まで生きたこの赤ちゃんは自宅に帰ることになります。生後2カ月での体重は1800グラム。2キロにも満たない状態でしたが、家に帰ると、不思議なことにめきめきと体重が増え始めたそうです。「18トリソミー」のお子さんは心臓の病気を合併することが多く、生きられる時間に限りがあるため、小児科医は子どもを苦しませる可能性のある積極的な治療をしようとしません。医療をほどこしてもらえないこともまた、お母さんの苦しみでした。

赤ちゃんの容体が安定してきたある日、お母さんは前田先生にある希望を伝えます。

「この子を連れて箱根旅行に行きたい」

「ぜひとも連れて行ってほしい」と思った前田先生でしたが、赤ちゃんの呼吸の状態が悪化し、マスク型の人工呼吸器をつけなければならなくなったことから、一度は旅行を断念しました。がっかりと肩を落とされるご両親を見て、「なんとか希望を叶えてあげたい」と、医療チームは奮起します。プロジェクトチームがつくられ、ケア体制を万全にし、スタッフ同行のもと箱根よりも近場の、神奈川県の海のそばにある施設に出かける計画を立てたのです。

赤ちゃんが自宅に帰ってきてから、ご両親は、家の環境が集中治療室と同じになるように頑張って整えていました。旅行に出かけることを決めて初めて、この赤ちゃんは外に出て、そよ風に触れたのでした。

講演会では、ここで一枚の写真が映し出されます。

それは、旅行先で「赤ちゃんが生まれて初めて朝日を見たとき」の写真です。

会場のみなさんの瞳に、朝日を身体いっぱいに浴びる赤ちゃんの後ろ姿が映ります。少しのけぞって、驚いているようにも見える、一枚の写真。この世界のまぶしさに、美しさに、〝はっ〟としている様子が伝わってきました。

前田先生は思いました。この子は、生まれて初めて朝日を目にしたとき、「生きている喜び」を味わったのではないだろうか。こんなにも美しい景色を見て、すばらしい世界にいることを感じ、きっと「生まれてきてよかった」と思えたのではないかと。

スタッフはこの朝、ご両親に二人きりで過ごす時間をプレゼントしていました。赤ちゃんが朝日を浴びていたちょうどその時間、お母さんがお父さんにぽつりと、こうつぶやいたそうです。

「私、やっぱり、あの子を産んでよかった」

子ども自身が、「この世界に生まれてきてよかった」と思えること。

両親や家族が、「この子が生まれてきてくれてよかった」「出会えてよかった」と思えること。

それこそが、限りある子どもの命と向き合うということではないでしょうか。

このお子さんは、残念ながら1歳になる2日前に、旅立ってしまいました。ご両親が誕生日会を前倒しして、一生に一度の誕生祝いをした翌日のことでした。ご両親の愛情に包まれて精一杯生き、この世界のすばらしさを味わったこの赤ちゃんは、私たちに「命とは何か」「生まれてきた意味とは何か」を教えてくれているように感じます。

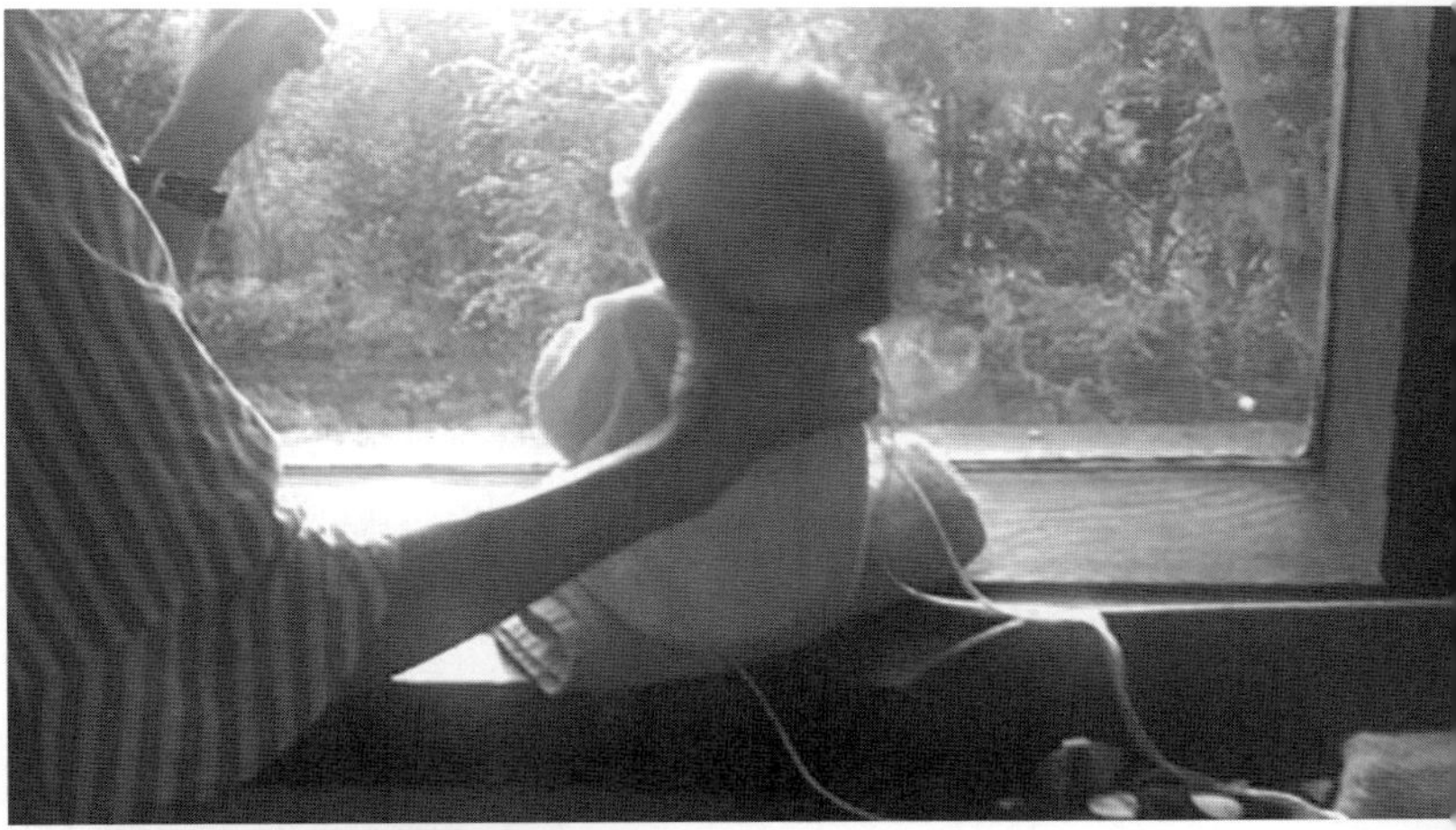

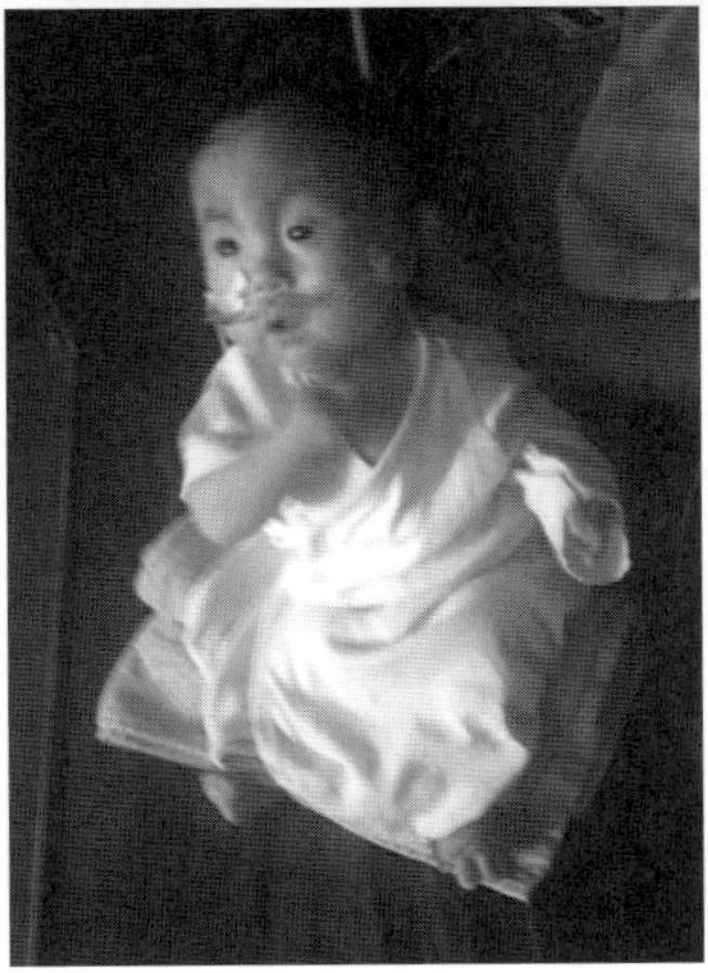

生まれて初めて朝日を見た赤ちゃん。この世界のまぶしさに、何を感じたのでしょうか？

次女はるかが亡くなってから22年の月日が過ぎました。

彼女が生まれてから6年間の家族としての時間がきっかけとなり、自身の人生が、このように変化していくとは想像もできませんでした。

はるか亡き5年後からNPO活動に時間を割くようになり、家族以外の方々に、娘との闘病生活の話をする機会が増えました。そのことで、妻や長女には悲しみのフィードバックをすることになり、申し訳ない気持ちでいっぱいでした。

長女が大学を卒業するとき、手紙を書いてくれました。その手紙には、妹が亡くなってから長い間、心のなかにしまいこんでいた切実な思いが、ありのままに綴られていました。さまざまな葛藤があったことや、私の活動に対する気持ちが変化していったことが書かれ、妹の死を乗り越えることができたのだと感じました。妻や長女の理解と応援がなければ、私は、ここまで活動を続けることはできませんでした。この場を借りて、感謝の気持ちを伝えたいと思います。

小児医療や家族支援の問題において、私自身の経験を闘病中のお子さんやご家族に置き換え、不安や痛み、時には喜びを共有することが、私の活動の原動力になっています。そして、横浜こどもホスピス設立活動のきっかけになった石川好枝さんからの遺贈が大きな力となり、次々と支援の輪が広がっていくことは、なにか不思議な力が働いているように感じられます。また、そのことがI御夫妻からの多額のご寄附や蔵本麗子さん、片岡順子さん、露木よね子さんからの遺贈のご支援にもつながっていると思います。

横浜こどもホスピスの設立を目指す活動は、NPO法人スマイルオブキッズから波及するかたちで始動しました。地域から賛同者がたくさん集まり、みなさまのご協力のおかげで募金活動が進み、新法人「NPO法人横浜こどもホスピスプロジェクト」として独立しました。当時はまだ、日本には「こどもホスピス」の前例がなく、私自身の至らなさなど不安要素は多々あったかと思いますが、スマイルオブキッズのみなさまには、募金活動への協力をはじめさまざまなかたちで、今も温かく見守り、支えていただいています。

小児ホスピス設立準備活動において、強力に動いてくださった横浜市会議員の高橋徳美さん、株式会社オルフィックデザイン代表取締役の小林英生さんには、大きなパワーをいただきました。そこから横浜にある企業の若手役員の方々の支援も多くいただき、このプロジェクトが前進しています。また、横浜こどもホスピスプロジェクトのメンバーである飯山さちえさんの豊かな才能が大きな力となっています。福岡や北海道にも、こどもホスピス設立を目指す同志がいることも、非常に心強いです。

お子様を亡くされ、心の傷が癒されていないにもかかわらずインタビューにご協力いただいた杉山真紀さん、谷畑育子さん、安井恵子さん、また多くの脳腫瘍の子どもと家族を診ていただいている柳澤隆昭先生にも的確なお話をいただき、感謝申し上げます。

本書の出版にあたっては、新泉社の編集者である樋口博人さん、構成をご担当された猪俣奈央子さんに、力を貸していただきました。病気や障がいと闘う子どもたちやご家族の支援活動に、こうして次々と新しいつながりができていくことは、まさに「はるかの生きた証」となっています。

娘から与えられた課題を少しでも解決するために、次世代の子どもたちの〝生きるための選択肢〟を増やすために、私は生かされていると思う。この活動を通じて、多くのつながりができたみなさまに深く感謝します。

最後に。本書の出版にあたり、改めて生前のはるかのことを妻に聞いてみました。いつも家で洗濯物をたたむのを手伝ってくれていたはるかは、妻にこんなことをよく言っていたそうです。

「お母さんの洋服とか指輪とか、とっておいてね。はーちゃん（はるか）が大きくなったら使うからね」

どこの家庭にもある、平凡な日常の何気ないやりとりだったのかもしれません。しかし、ずっと妻の心に残っている、はるかの言葉です。

ありふれた一日のある出来事が、親にとって、あるいは子どもにとって、かけがえのない想い出になるかもしれません。子どもと過ごす一瞬一瞬が、実はとても贅沢で大切な時間なのだと感じます。

2019年11月

NPO法人横浜こどもホスピスプロジェクト代表理事　田川尚登

追記

2019年11月、横浜市が公募した「生命を脅かす病気の子どもと家族の療養支援施設（仮称こどもホスピス）」の整備運営事業者に選定され、同市金沢区六浦東1丁目の約220坪の土地を30年間無償貸与していただくことができ、「横浜こどもホスピス～うみとそらのおうち」（延床面積：約500㎡）が2021年11月オープンしました。名前のとおり、ゆったりとした平潟湾と広い空を眺望できます。多くの方々の想いや願いのつまったおうち、はるかの生きた証が完成し、多くの子どもと家族に愛されています。

2023年4月にはこども家庭庁が開庁し、こどもホスピス専門官が配置され、「いわゆるこどもホスピス」に関する国内の取組みと支援体制に関する調査研究検討委員会による調査も始まりました。横浜こどもホスピス～うみとそらのおうちの開設以降、宮城県から沖縄県まで、いくつかのプロジェクトが立ち上がりました。これからはいかに地域行政と連携できるかが、こどもホスピス開設への重要なアプローチだと考えています。

2023年9月　　認定NPO法人横浜こどもホスピスプロジェクト代表理事　田川尚登

田川尚登（たがわ・ひさと）

1957年、神奈川県横浜市生まれ。川崎市在住。大学卒業後、印刷会社に勤務。2003年、NPO法人スマイルオブキッズを設立。2008年、病児と家族の宿泊滞在施設「リラのいえ」を立ち上げる。2014年、こどもホスピス設立を目指すために印刷会社を退職。2017年、NPO法人横浜こどもホスピスプロジェクトを設立し、代表理事に就任。ほか、NPO法人脳腫瘍ネットワーク理事。「病気や障害がある子どもと家族の未来を変えていく」をモットーに、小児緩和ケアと全国へのこどもホスピスの普及を目指している。

認定NPO法人横浜こどもホスピスプロジェクト
https://childrenshospice.yokohama/

こどもホスピス

限りある小さな命が輝く場所

2019年12月15日　第1版第1刷発行
2023年12月15日　第1版第3刷発行

著　者　田川尚登

発　行　新泉社
東京都文京区湯島1-2-5　聖堂前ビル
電話　03（5296）9620
FAX　03（5296）9621

印刷・製本　創栄図書印刷 株式会社

ISBN978-4-7877-1921-8 C0095